家庭医生 医学科普系列丛书

膝骨关节炎看名医

广东省医学会、《中国家庭医生》杂志社
组织编写

主　编：史占军　王　健
副主编：谢寒芳

中山大学出版社
SUN YAT-SEN UNIVERSITY PRESS

·广州·

版权所有　翻印必究

图书在版编目（CIP）数据

膝骨关节炎看名医/史占军，王健主编；谢寒芳副主编.—广州：中山大学出版社，2017.9
（家庭医生医学科普系列丛书）
ISBN 978-7-306-06087-7

Ⅰ.①膝… Ⅱ.①史…②王…③谢… Ⅲ.①膝关节-关节炎-防治 Ⅳ.① R684.301

中国版本图书馆 CIP 数据核字（2017）第 150300 号

XIGUGUANJIEYAN KAN MINGYI

出 版 人：徐　劲
责任编辑：谢贞静
特邀编辑：姚文怡
封面摄影：肖艳辉
封面设计：陈　媛
装帧设计：肖艳辉
责任校对：邓子华
出版发行：中山大学出版社
电　　话：编辑部 020-84110283，84111996，84111997，84113349
　　　　　发行部 020-84111998，84111981，84111160
地　　址：广州市新港西路 135 号
邮　　编：510275　传真：020-84036565
网　　址：http://www.zsup.com.cn　E-mail: zdcbs@mail.sysu.edu.cn
印 刷 者：佛山市浩文彩色印刷有限公司
规　　格：889mm×1194mm　1/24　7.5 印张　150 千字
版次印次：2017 年 9 月第 1 版　2017 年 9 月第 1 次印刷
定　　价：28.00 元

如发现本书因印装质量影响阅读，请与出版社发行部联系调换

家庭医生医学科普系列丛书编委会

主任：

姚志彬

编委（按姓氏笔画排序）：

马　骏	王省良	王深明	邓伟民	田军章	兰　平	朱　宏
朱家勇	伍　卫	庄　建	刘　坚	刘世明	苏焕群	李文源
李国营	吴书林	何建行	余艳红	邹　旭	汪建平	沈慧勇
宋儒亮	张国君	陈　德	陈规划	陈旻湖	陈荣昌	陈敏生
罗乐宣	金大地	郑衍平	赵　斌	侯金林	夏慧敏	黄　力
曹　杰	梁长虹	曾其毅	曾益新	谢灿茂	管向东	

序

姚志彬 | 广东省政协副主席
广东省医学会会长

健康是人生的最根本大事。

没有健康就没有小康,健康中国,已经成为国家战略。

2015年李克强总理的政府工作报告和党的十八届五中全会都对健康中国建设进行了部署和强调。

随着近年工业化、城镇化和人口老龄化进程加快,健康成为人们最关注的问题之一,而慢性病成为人民健康的头号"公敌",越来越多的人受其困扰。

国家卫生和计划生育委员会披露:目前中国已确诊的慢性病患者近3亿人。这就意味着,在拥有超过13亿人口的中国,几乎家家有慢性病患者。如此庞大的群体,如此难题,是医疗机构不能承受之重。

慢性病,一般起病隐匿,积累成疾,一旦罹患,病情迁延不愈。应对慢性病,除求医问药外,更需要患者从日常膳食、运动方式入手,坚持规范治疗、自我监测、身心调理。这在客观上需要患者及其家属、需要全社会更多地了解慢性病,掌握相关知识,树立科学态度,配合医生治疗,自救与他救相结合。

然而,真实的情况并不乐观。2013年中国居民健康素养调查结果显示,我国居民的健康素养总体水平远低于发达国家，尤其缺乏慢性病的防治知识。因此，加强慢性病防治知识的普及工作，刻不容缓。

与此同时，随着互联网、微信、微博等传播方式的增加，健康舆论市场沸沸扬扬、泥沙俱下，充斥着大量似是而非的医学信息，伪科普、伪养生大行其道。人们亟待科学的声音，拨乱反正，澄讹传之误，解健康之惑，祛疾患之忧。

因此，家庭医生医学科普系列丛书应时而出。

该丛书由广东省医学会与《中国家庭医生》杂志社组织编写。内容涵盖人们普遍关注的诸多慢性病病种，一病一册，图文并茂，通俗易懂，有的放矢，未病先防，已病防变，愈后防复发。

本系列丛书，每一册的主编皆为岭南名医，都是在其各自领域临床一线专研精深、经验丰富的知名教授。他们中，有中华医学会专科分会主任委员，有国家重点学科学术带头人，有中央保健专家。名医讲病，倾其多年经验，诊治心要尤为难得，读其书如同延请名医得其指点。名医一号难求，该丛书的编写，补此缺憾，以惠及更多病患。

广东省医学会汇集了一大批知名专家教授。《中国家庭医生》杂志社在医学科普领域成就斐然，月发行量连续30年过百万册，在全国健康类媒体中首屈一指，获得包括国家期刊奖、新中国60年有影响力的期刊奖、中国出版政府奖等众多国家级大奖。

名医名刊联手，致力于大众健康事业，幸甚！

2016年4月

前 言

史占军
南方医科大学南方医院关节与骨病外科主任、教授
中国医师协会骨科医师分会常委
中国医药教育学会骨科分会关节外科分会副主委
广东省医学会关节外科学分会前任主任委员

王　健
广东省医学会关节外科分会副主委
广东省医师协会运动医学分会常委
中国医师协会骨科学分会关节外科工作委员会青委会委员

　　骨关节疾病是人类常见病、多发病。随着年龄的增长，膝关节作为身体的一个功能组织，也随之老化和磨损，由此产生的疼痛、功能障碍、生活质量下降等成为困扰老龄人群日常生活的重大问题。

　　据世界卫生组织报告，随着全球人口老龄化时代的来临，膝骨关节炎已经成为仅次于心血管疾病的第二大慢性病，各国政府为此所支出的医疗费用逐年上涨，如何应对成为各国政府面临的重大课题。

　　如果能将膝骨关节炎的发生发展时间延后5~10年，必将会对社会公共卫生支出起到巨大的减负作用。

　　另外，正因为膝骨关节炎的患病人群数量巨大，这一疾病也成为很多不法商贩及非正规医疗机构赚取黑心钱的热门领域。

希望您在阅读完本书后,能够拨开迷雾见明月,清楚地了解哪些防治手段是有效的,哪些防治手段是无益甚至有害的。

俗语讲得好,大医治未病。本书编撰的目的不仅在于使那些已经罹患膝骨关节炎的患者获得更好的治疗效果,更重要的是,令那些处于疾病高发年龄前期的人群,能够获取正确的疾病相关知识,并采取相应的预防保健措施,以便在相关年龄阶段降低早期膝骨关节炎的发生概率。

最后,衷心祝愿大家都能有健康的关节,快乐地生活。

目录 CONTENTS

名医访谈　尽最大努力去医治每一位患者　/1
自测题　/4

基础篇　慧眼识病

PART 1　认识膝关节　/2

膝关节的基本构造　/3
独特的强化构造　/4
不同动作时膝关节的负重　/8

PART 2　膝骨关节炎的来历　/10

5000多万人，人老腿先老　/10
一切从软骨开始　/12
膝骨关节炎的发展史　/14
压垮膝关节的大山　/17
你是不是膝骨关节炎的高危人群　/19
你的膝关节提早退化了吗　/20
你患了膝骨关节炎吗　/22

目录 CONTENTS

膝骨关节炎的五大误区 / 24

PART 3　形形色色的膝骨关节炎 / 26

　　✉ **经典答疑** / 28
　　有骨质增生又有骨质疏松，矛盾吗？　/ 28
　　早晨关节僵硬是什么原因？　/ 29
　　关节弹响提示关节出问题了吗？　/ 29

治疗篇　怎么治，才最好

PART 1　膝关节退变，不会瘫痪 / 32

PART 2　治疗如何开启 / 33
　　治疗：金字塔模式　/ 33

PART 3　非药物治疗：最好的处方 / 35

PART 4　药物治疗如何选 / 36
　　常用药物治疗一览　/ 36
　　止痛药：为了止痛，更为了消炎　/ 37

对乙酰氨基酚 /41

非甾体类抗炎镇痛药 /46

局部外用止痛药 /53

软骨保护剂——氨基葡萄糖 /56

软骨保护剂——硫酸软骨素 /59

PART 5　关节腔内注射：不是长久之计 /60

关节腔内注射的两种方案 /60

老打封闭，当心站不起 /62

给关节上点润滑油 /63

PART 6　手术：该出手时就出手 /64

膝关节镜捉"鼠"最在行 /64

膝关节镜术后6大护理要点 /66

人工关节置换：让你从轮椅上站起来 /69

换关节，您还想知道的 /72

"无痛"关节置换 /74

漫画"换关节" /76

目录 CONTENTS

PART 7　这些用药陷阱你别入　/ 78

　　药物除骨刺？忽悠！　/ 78

　　慎用境外药物　/ 79

生活行为篇　珍膝有道

PART 1　非药物治疗：最好的处方　/ 84

PART 2　疼痛时的自我应对　/ 85

PART 3　运动：可治病，也可致病　/ 87

　　做做"关节保健操"　/ 89

　　跳"带操"，去膝痛　/ 92

　　散步，膝骨关节炎患者的最佳运动　/ 94

　　水中运动，减轻关节负重　/ 97

　　要治病，还可"水疗"　/ 100

　　爬山，膝关节很受伤　/ 101

　　45岁后，尽量别踢毽子　/ 103

练太极拳，先问问膝盖 / 105

膝盖痛时，叫停广场舞 / 107

致爱跑步的你 / 108

PART 4　善用辅具，保护膝关节 / 115

老人扶拐不丢面儿 / 115

用护膝保暖膝关节 / 120

PART 5　生活点滴，呵护关节 / 122

每天早上预热膝关节 / 122

晚上让膝盖睡个好觉 / 123

按摩膝关节，缓解腰膝痛 / 124

中药泡脚为膝关节驱寒 / 125

少蹲多坐 / 126

洗手间的小改变 / 127

少爬楼梯，多乘电梯 / 129

少穿高跟鞋，多穿低跟鞋 / 131

目录 CONTENTS

PART 6 减重5千克，关节多用10年 / 132

胖不胖，看这些 / 133

减重六字真经：管住嘴，多动腿 / 135

要想瘦，先睡够 / 138

三个一分钟，减减中年肥 / 139

这些减肥方法不可取 / 140

聪明就医篇　最高效的看病流程

PART 1 如何就诊更高效 / 146

如何选择就诊科室 / 146

预约挂号，你该知道这些 / 148

如何与医生高效沟通 / 151

PART 2 需要做的检查 / 153

名医访谈

尽最大努力去医治每一位患者

采访：《中国家庭医生》杂志社
受访：史占军（南方医科大学南方医院关节与骨病外科主任医师，教授，博士研究生导师，中华医学会骨科学分会委员，中国医师协会骨科医师分会常委，中国医药教育学会骨科分会关节外科分会副主委）

提起外科医生，你脑海中会勾勒出怎样的形象？一群走路疾如风的医生，风风火火地走在病房走廊，正赶着去查房或做手术？眼镜后炯炯有神的双眼透出冷静、睿智的光芒？

采访当天，所见的场景和形象跟以上臆想竟"大致雷同"。

歪打正着入医林："我是被'逼'着学医的"

眼前的史占军教授穿着白大褂，略方的脸庞，鼻梁上架着金属边框的眼镜，虽然嘴角含笑，却依旧散发出冷峻的气质。

对史教授而言，走上学医的道路纯属偶然。"我其实是被'逼'的。"伴随着史教授爽朗的笑声，他开始谈起学医背后的故事。

那是20世纪80年代初，高考后，史教授在不知情之下，被第一军医大学（即南方医科大的前身）"相中"，抢先提走了档案。

当时一心想学地质的他竟初生牛犊不怕虎地直接回绝了招生人员打来的电话。"但他们说要是不来，明年可就不让你参加高考了啊。"最终，史教授被唬住了，就这么入了医林。

曾经青葱年少时的经历，随着岁月的流逝，如今已成为打趣的笑谈。但学医、从医于史教授而言，"从不后悔"。

"既然做了,就要做好,认真做,起码不能比别人差。"史教授说。

责任之下精益求精:"我们一起挑战新纪录"

不管开端是歪打正着,抑或是顺理成章,在学医、从医这条道上,史教授都通过自己的不懈努力,走出了一路繁花似锦。

史教授1985年毕业于第一军医大学,1990年获硕士学位,1996年于德国汉诺威医学院获医学博士学位,1995年晋升副主任医师、副教授,2000年晋升教授、主任医师,所带领的团队是国家重点临床专科。

从医30多年,史教授经验丰富,寻常门诊往往快速便能做出诊断。他说,骨关节外科逻辑严密而又相对简单直接,通常仔细看X光片,再摸一摸关节,也就了然于心了。

从医以来,史教授基本上每天都要做手术,少则2台,多则9台。截至目前,已完成近10000例人工关节置换手术。

即便手术水平已得到业内普遍认可,史教授仍一如既往地对自己严格要求,他说这是做医生最起码的责任和担当。

如今,大部分的手术对于史教授的团队来说,都已经轻车熟路。然而,做手术就像开车,当车况、路况都良好又不限速时,就会有种想要踩下油门,冲一冲看能不能刷新速度的欲望。

所以,当患者状况非常好,对手术有绝对把握时,史教授也会动员团队的小伙伴们,一起加油努力,一起挑战新纪录。

在这种对技术精益求精的追求下,史教授团队的手术完成时间记录跃然纸上——全髋关节置换手术,从切开到缝合,只需22分半钟;半髋置换术,16分钟;装膝关节,14分钟。

"当然,我们并不是一味求快,这一切都必须是在保证手术安全、有效,病人和医生都满意的情况下进行的。"史教授强调道。

既好又快,这是千锤百炼、日积月累沉淀出来的经验,更是医术精湛之大家的底气。

刀斧锤下柔情依旧:"开心生活最重要"

曾经有人说觉得史教授有点"冷"。

诚然,作为一名骨关节外科医生,手握刀斧锤,一阵阵切割敲打,似乎总有那么些森冷,加之干脆利落的行事风格和"快速断病"的门诊姿态,难免会让人产生"冷"的表象。

但当你驻足敲开史教授的生活大门,肯定会感受到那份"藏不住"的热忱与柔情。

如同他的办公室布局,进门左边是五彩斑斓的鱼缸,右边陈列着手术时取出来的人工关节;墙面挂着字画"术仁其民"和"仁心"。

将严谨、忙碌的工作做得井井有条,将真实、平静的生活过得声色俱佳,是史教授的另一番修养。

生活中,史教授还是一名有十多年"摄龄"的资深"摄友"。他的镜头中,有苍茫的黄沙漫天,有倔强的胡杨屹立不倒,有山川峡谷,有花鸟虫鱼,有非洲的女人小孩,也有医院里的医生护士……

他放在网络上的摄影图集,每一篇都有精心挑选的配乐,偶尔还会附上一首小诗。其中,一篇"天使之殇"的文章,讲述了一名16岁花季少女不幸病逝的故事,寄托了史教授与病患之间难舍的牵绊,也印证了他"尽我最大的努力去医治每一位病人"的初心。

诗和远方,生活及工作,医与患,得失寸心知,且行且珍惜。

在采访过程中,史教授反复说道,"人嘛,开开心心生活才是最重要的。"

哪怕是谈到生活中该如何保养关节,他也爽朗地说,"哎,关节生来就是个消耗品,只要你不故意为难它,生活该怎么过怎么过,开心就好。这不,写这本书,就是为了让大家少走弯路。"

自测题

1. 膝关节在以下哪种动作时负重最大?（　）
   A. 站立
   B. 爬山
   C. 蹲跪

2. 膝骨关节炎是哪个部位出了问题?（　）
   A. 关节软骨
   B. 髌骨
   C. 胫骨

3. 下面哪项不是膝骨关节炎的高危人群?（　）
   A. 40岁以上女性
   B. 肥胖者
   C. 中学生

4. 诊断膝骨关节炎，最主要的检查是(　)。
   A. B超
   B. 磁共振检查
   C. X射线检查

5. 成人24小时内服用对乙酰氨基酚的量不能超过(　)。
   A. 1克
   B. 500毫克
   C. 4克

6. 以下哪项是膝骨关节炎最基础的治疗方法？（ ）
   A. 手术
   B. 非药物治疗
   C. 药物治疗

7. 适合膝骨关节炎患者的运动是(   )。
   A. 爬山
   B. 打篮球
   C. 散步

8. 拐杖的使用原则是(   )。
   A. 健侧使用
   B. 患侧使用
   C. 双手轮换

9. 呵护膝关节的行为是(   )。
   A. 蹲着干活
   B. 爬楼梯锻炼
   C. 天冷戴护膝

10. 以下关于膝骨关节炎的认识哪种正确？（ ）
    A. 膝骨关节炎是老年人的病
    B. 膝关节不灵活，更要多锻炼
    C. 有骨质增生并不表明骨关节炎存在

参考答案：
1.C   2.A   3.C   4.C   5.C
6.B   7.C   8.A   9.C   10.C

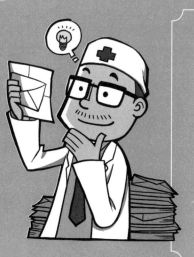

慧眼识病

基础篇

PART 1 ▶ 认识膝关节

人类通过两条腿直立行走,才发展了文明和文化。人类之所以能享受运动的乐趣,周游世界,都是因为有两条可靠的腿。但,一旦腿脚出现疼痛,就很难再继续这样自由活动的生活了。

其中,膝关节是腿部的枢纽,构造也十分独特。

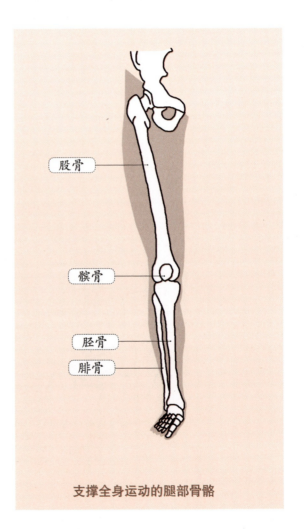

支撑全身运动的腿部骨骼

膝关节的基本构造

3块骨头：

膝关节由3块骨头组成，上连大腿的是股骨，下连小腿的是胫骨，中间则是髌骨。它是人体内个头最大、构造最复杂、力量最强劲的关节。

2个关节：

膝关节有2个关节——髌股关节和胫股关节。髌股关节连接股骨和髌骨，胫股关节则连接股骨远端和胫骨近端。

1个关节囊：

膝关节的关节囊薄而松弛，关节囊的周围有韧带加固，其内层是滑膜，具有丰富的薄膜组织。除了关节软骨和半月板以外，关节内所有组织表面均有滑膜覆盖。关节囊滑膜所分泌的滑液，就好像车轴中的润滑油一样，可减少运动时关节面的摩擦。

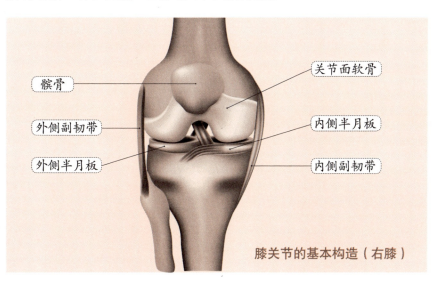

膝关节的基本构造（右膝）

独特的强化构造

膝关节是人体结构最复杂的关节之一。人体在进行足球、篮球、羽毛球、体操等各种跑跳剧烈的运动时,需要有一个屈伸灵活而稳定的膝关节。因此,它也具有很多独特的构造。

＊关节软骨:减压防震,润滑关节

股骨的远端、胫骨的近端和髌骨的内表面覆有一层3～4毫米的胶状物质,即关节软骨。软骨就好像一块海绵软垫,可以对关节起着减压、防震等保护作用。如果没有它们的保护,走路时就会骨头磨骨头。

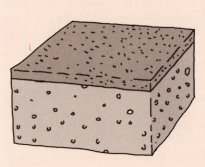

软骨成分:胶原蛋白、蛋白聚糖(包含硫酸软骨素、玻尿酸、蛋白质等成分)、葡萄糖胺、水分(占65%～80%)。

关节软骨就像一块海绵软垫

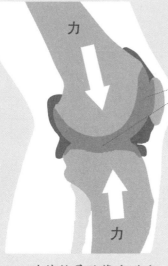

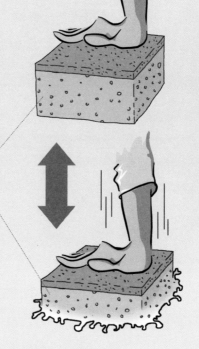

关节软骨就像充满水分的海绵。步行、跑步等运动给膝盖各关节造成压力,刺激关节软骨分泌关节液,就好比从海绵里挤出水来,当压力解除,关节液又被关节软骨吸收回去。

关节用久了,关节软骨也会老化,组织结构会变稀疏,水分也会变少。

关节软骨防止骨头之间直接摩擦

半月板：能量缓冲垫

半月板是膝关节里位于股骨与胫骨之间的"垫片"，由纤维软骨构成，呈月牙形，像小括号般，一边一个，分别称为内、外侧半月板。

半月板具有重要的生理功能，它能弥补股骨和胫骨关节面的不匹配，具有缓冲震荡、吸收能量的作用，还可以增加膝关节在各个方向上的稳定性。膝盖以上的体重都压在半月板上，其所承受压力之重可想而知。所以，在膝关节处于屈膝旋转，如身体变向加速时，半月板很容易损伤。

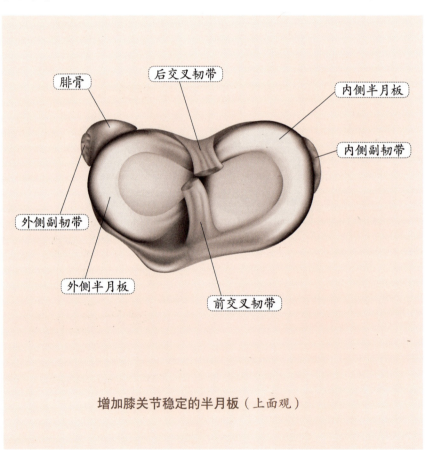

增加膝关节稳定的半月板（上面观）

韧带和肌肉：完成膝关节的各种动作

膝关节内有前交叉韧带和后交叉韧带，关节两侧分别有内侧副韧带和外侧副韧带，这些韧带连同关节内的半月板和包绕关节的关节囊，一起维持着膝关节在剧烈的屈伸活动中不偏离正常位置，完成蹬、踢、跳、急停、转身等复杂的下肢运动。

负责膝关节动作的肌肉主要有两类，分别是伸直膝盖的股四头股以及弯曲膝盖的股二头肌。

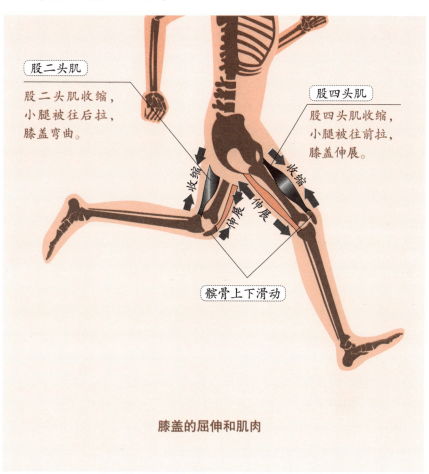

膝盖的屈伸和肌肉

不同动作时膝关节的负重

你知道我们身体里最默默无闻、又最能承受压力的模范是谁吗?那就是我们的膝关节!

膝关节支撑着人体大半个身子(除了小腿和脚)的重量,是人体重要的承重关节。除了睡觉、静坐等情况以外,在白天,膝关节大多处于高压的工作状态,承受的重力可不小。

一个60千克重的人,当站着时,膝盖的负重是60千克左右;当走路时,膝盖的负重约是体重的2倍,也就是120千克左右;而当爬山或爬楼梯时,膝盖的负重增加到体重的3~4倍,也就是180~240千克,相当于扛了一架钢琴!

知道这些你一定惊讶:我们每天轻松自如地行走、上楼梯,却让膝关节承受如此大的压力?它会不会"过劳"呢?

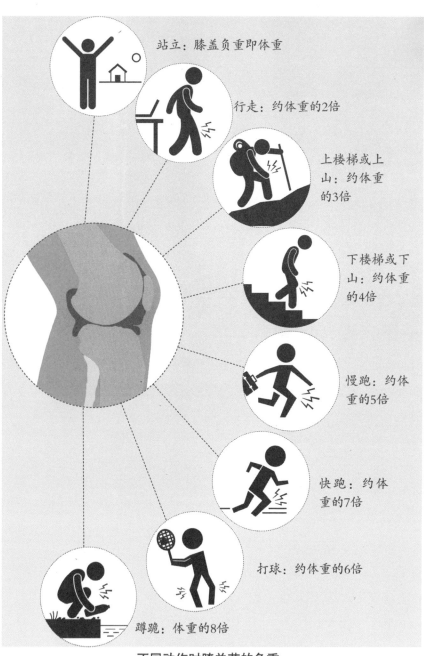

不同动作时膝关节的负重

PART 2 ▶ 膝骨关节炎的来历

5000多万人，人老腿先老

"老爸老妈，今年春节我带你们去旅游！"儿子女儿兴高采烈。老爸老妈心里头高兴，眉头却皱了起来：想是想去，可是这腿脚不给力呀！

人老腿先老。不少人到了40岁以后，能觉察到的最明显的一个变化就是腿脚不灵便，膝盖疼痛。

导致40岁以上中老年人膝关节肿痛的主要原因是膝关节骨关节炎(简称膝骨关节炎)。

退行性关节炎是骨关节炎的另一种"称号"。"退行"在《现代汉语词典》中释义为"退化"。骨关节炎，简而言之，是由关节"退化"导致的毛病。

正如年纪大了，白头发会一根根地长出来，皱纹会悄悄地爬上脸颊，人的关节经过长年累月的耗损，骨关节炎的发生，也就往往难以避免。

骨关节炎的发病率非常高，从以下数据即可获知：我国40~60岁人群的发病率为10%~17%；60岁以上的人群，发病率激增至50%；70岁以上，发病率则高达70%——也就是说，每10个70岁以上的老人中，就有7个饱受骨关节炎之苦。

骨关节炎在全身关节都可能发生，包括脊柱、手指等，以膝关节最为常见。因为膝关节是下肢关节中活动最频繁的关节，它是活动度大的关节里，负重最多的关节。

膝骨关节炎是骨关节炎中发病率最高的一种。据测算，我国膝骨关节炎患者在5000万人以上。

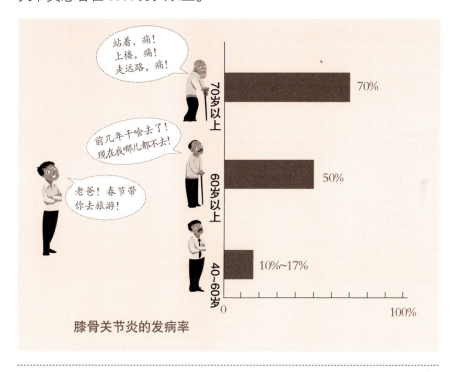

膝骨关节炎的发病率

链接：骨关节炎的不规范"俗称"：骨质增生、骨刺。

膝骨关节炎是一种以关节软骨的变性、破坏及骨质增生为特征的慢性关节病。

"骨刺""骨质增生"，其实是老百姓对骨关节炎的不规范的俗称。

因为骨质增生并不等于骨关节炎，医学上并没有骨质增生这种病。它只是关节退变的影像学表现，有骨质增生并不一定能诊断为骨关节炎，因为有些骨质增生并没有伴随什么症状。

"骨关节炎患者通常有骨质增生存在"，这是对的，但反之推断"骨质增生就是骨关节炎"，则不能成立。

一切从软骨开始

从字面上理解，很多人会以为骨关节炎是"骨头"出了问题。

但事实上，最初是软骨出了毛病。

膝骨关节炎的发生，主要的原因就是膝关节表面的软骨组织产生磨损、遭到破坏，逐渐发生退行性病变，提前老化。

不知大家是否有留意，我们在菜市场买回的猪腿骨（俗称"猪筒骨"）的顶端，有一层白色且非常光滑的物质，这就是软骨。

人体的关节也有一层光滑的、薄薄的釉白色软骨。它像个有缓冲功能的软垫子，对关节起着减压、防震等保护作用。

然而，像衣服穿久了会破损一样，关节软骨用久了也会磨耗。随着人一天天变老，这块"垫子"会慢慢损毁。

渐渐地，软骨越磨越薄，软骨下的骨端便暴露出来，骨端相互摩擦，造成骨质增生，骨刺形成，甚至畸形出现。关节出现持续性隐痛，在活动时加剧，休息后好转。

而且，软骨磨损时会产生软骨碎屑，引发肿、热、痛等炎症反应。

此时，患者若去拍X光片，就会发现有"软骨破坏、关节间隙变窄、骨质增生（骨刺）"这三大表现。

有数据表明：膝关节软骨的退化其实从20岁已经开始，到40岁时，几乎90％的人膝关节软骨都会出现退变现象。但由于个人体质不同，所表现出来的临床症状却千差万别。

基础篇 慧眼识病 | 膝骨关节炎的来历

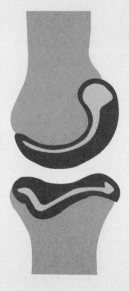

正常的关节保护垫（关节软骨），厚实、有弹性，对关节起到良好的保护作用。

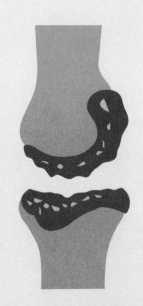

损坏的关节保护垫（关节软骨），出现缺损和游离体，关节活动时骨骼直接摩擦接触，导致疼痛和行动不便。

膝骨关节炎的发展史

膝骨关节炎并不是急性病。由于关节软骨是渐渐地发生磨损,所以,症状的出现是缓慢的,发展也是缓慢的。

初期: 关节僵硬,关节像上了锁一样,动弹不得,早上起床时更明显,一般持续数分钟,极少超过30分钟,活动后缓解。开始运动几分钟后即好转。

由于没有疼痛或轻微间断性隐痛,故很少人在意。

中期: 某些日常动作中会感到明显的关节疼痛,如上下楼梯、跪坐、上厕所下蹲时。

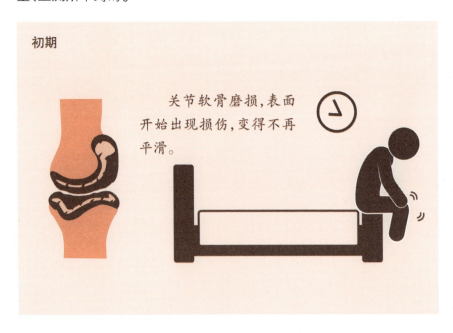

初期

关节软骨磨损,表面开始出现损伤,变得不再平滑。

初始疼痛休息可好转,活动加重,然后疼痛变为持续性,数日不能减轻。

同时,可伴关节肿胀、发热。

伸屈关节时里面可有"咔嚓咔嚓"的响声,即摩擦音。

中期

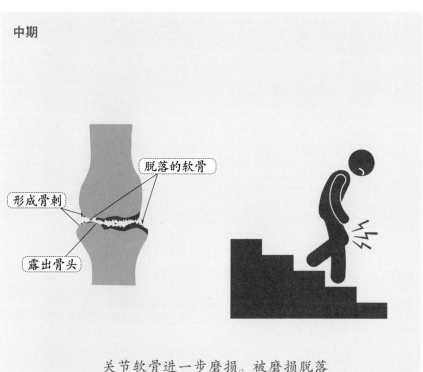

关节软骨进一步磨损。被磨损脱落的软骨碎屑夹在关节中间,引发炎症,导致疼痛。关节面周缘的骨头开始不规则增生,长出骨刺。

晚期: 疼痛剧烈,外出不便,日常生活受影响。以轮椅代步,情绪低落。

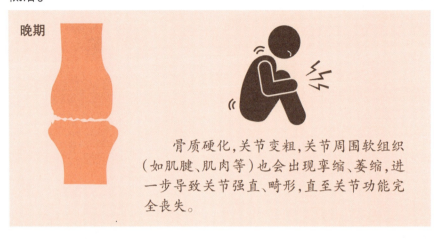

骨质硬化,关节变粗,关节周围软组织(如肌腱、肌肉等)也会出现挛缩、萎缩,进一步导致关节强直、畸形,直至关节功能完全丧失。

链接:骨关节炎,也会"天气预报"

很多人一旦出现关节疼痛,尤其是疼痛发生在天气变化时,就自我判断为"风湿",认为既然是"风湿",就没有什么好治疗的,等天气好转了,疼痛自然会消失。

殊不知,骨关节炎患者,其关节疼痛也会因为天气变冷、湿度增加而加剧。患者切莫根据"变天就痛"来自我判断病症,从而失去了尽早治疗的机会。

压垮膝关节的大山

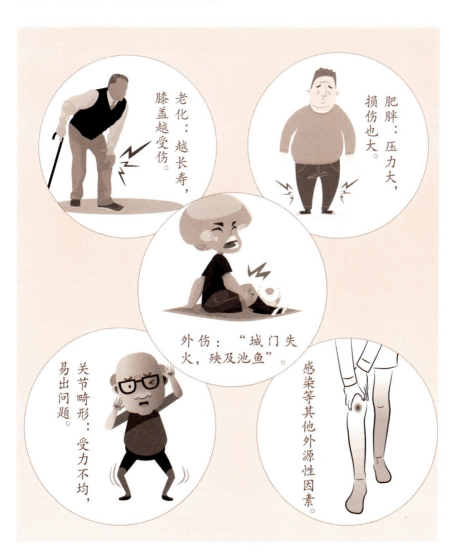

老化:越长寿,膝盖越受伤。

肥胖:压力大,损伤也大。

外伤:"城门失火,殃及池鱼"。

关节畸形:受力不均,易出问题。

感染等其他外源性因素

膝骨关节炎的发生至今并无确切原因，但是它与以下因素密切相关。这些因素损伤关节的软骨面，使原本光滑的软骨面变得粗糙、凹凸不平。

年龄： 随着年龄的增长，关节软骨的功能和性状发生了改变。如软骨组织中胶原纤维与蛋白聚糖的比例减少，含水量减少，降低了关节软骨的弹性，从而使关节软骨变得更脆弱，易损伤。

另外，随着年龄的增长，关节滑液的成分也发生了改变，透明质酸的含量降低，使滑液润滑、缓冲、营养软骨的功能减弱，关节面的摩擦系数增大，容易引起软骨面的磨损。

超重： 超重肥胖造成膝关节受力改变，体重越大，关节受力就越大。同时，超重肥胖可导致受力不均衡，使关节发生变形。

创伤： 膝关节中有很多韧带和半月板，如果这些部位受到损伤，造成膝关节不稳定，易造成关节软骨的磨损。

膝关节使用过度： 长期负重、爬山、穿高跟鞋、频繁上下楼梯……容易损伤膝关节的运动，包括过于剧烈的各种球类比赛、爬山（容易造成髌骨磨损）等。很多运动员很年轻时，便可出现膝骨关节炎。很多人为了减肥，频繁上下楼梯，也容易造成膝关节的损伤。

关节畸形： 关节处于正常位置时，受力是均匀的。若一旦出现畸形（先天性或外伤性的），例如膝关节的内翻畸形（O形腿）、外翻畸形（X形腿）引起关节面对合不良，可造成关节软骨的损伤。

感染： 化脓性关节炎、骨髓炎侵犯到关节腔以及关节结核等，都会造成关节软骨面的损伤。

其他： 钙摄入不足或吸收障碍，关节受凉等。

你是不是膝骨关节炎的高危人群

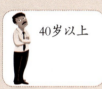 40岁以上

 女性

 体重超过正常标准

 建筑工、搬运工

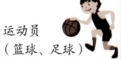 运动员（篮球、足球）

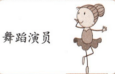 舞蹈演员

 登山爱好者

 冬天也爱穿短裤短裙的美丽冻人

 罗圈腿（O形腿）或X型腿

 平时很少运动

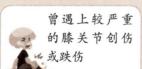 曾遇上较严重的膝关节创伤或跌伤

 平时常穿高跟鞋

以上各项如有"是"，您就有患膝骨关节炎的风险啦！

基础篇 慧眼识病
膝骨关节炎的来历

你的膝关节提早退化了吗

两个信号,膝关节在求救!

膝关节早期退化的时候,通常不红不肿,平时走路也不痛不痒,如何能更早一些发现膝关节的求救信号呢?

有两个简单的判断方法:

一是不明原因的上楼痛或下楼痛。

为何只有上下楼梯才能感觉到隐隐作痛? 是由膝关节的解剖结构决定的。

如前所述,膝关节由3块骨头组成,上连大腿的是股骨,下连小腿的是胫骨,中间为髌骨。走平路时,身体的负重主要从股骨下传到胫骨,中间的髌骨弯曲度小,负重比较轻,所以并无痛感。而上下楼梯时,膝关节要克服身体重力和运动冲击力,再加上关节活动角度大,反复地弯曲、伸直,髌骨负重明显增加,并且也加重磨损。

本来我们的关节面有光滑的软骨保护着,还有一些起润滑作用的关节液,但随着年龄增长,软骨逐渐变得毛糙,且关节液减少。这时如果关节负重大,摩擦频繁,就会刺激到软骨下的神经末梢,我们也自然会感觉到疼痛。

二是平时不按不痛,一按就痛。

这个表现,同样说明软骨表层已经发生退化,受到按压后缓冲作用减小,对髌骨的保护作用下降,也是膝关节求救信号。

单腿下蹲,判断膝关节好坏

这个测试省时、省钱,不需要到医院,自己在家就可以完成。

单腿下蹲具体方法：

在没有任何负重，也不借助外力的情况下，一只腿站立，膝盖稍微弯曲，另一只腿弯曲，脚尖略高于地面，保持这一体势，然后整个身体尽量往下蹲，过程中缓慢进行，尽可能保持身体平衡。几秒钟后，再站立，回到初始姿势。

部分人因为身体平衡性不佳，导致整个动作无法连贯完成，这是正常的。也有些人因为平日针对肌肉力量的锻炼不够，下蹲中加压过度，短时不耐受，出现酸胀现象，也很常见。

关键是注意在下蹲的过程中，膝关节有无感到痛，只有痛才意味着不正常。

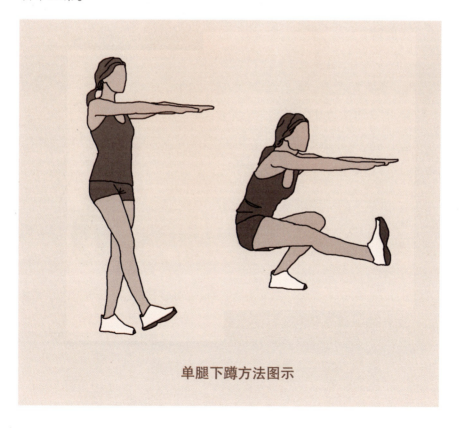

单腿下蹲方法图示

你患了膝骨关节炎吗

可参照如下标准判断自己是否患了此病：

(1) 在近一个月内反复膝关节疼痛。

(2) X光片（站立或负重位）显示：膝关节间隙变窄、软骨下骨硬化和（或）囊性变、关节缘骨赘形成。

(3) 中老年患者（大于等于40岁）。

(4) 晨僵小于或等于30分钟。

(5) 膝关节活动时有摩擦音（感）。

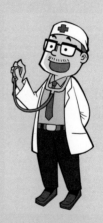

同时具备上述第(1)、(3)、(4)、(5)条或第(2)、(3)、(4)、(5)条，可诊断为膝骨关节炎。

诊断，X光片就够了

影像学检查是诊断膝骨关节炎的必备环节。随着影像学的发展，过去黑白X光片的"江湖地位"，逐渐被越来越昂贵的高级影像学检查，如CT、MRI等所占据。

不少膝骨关节炎的患者，便迷信检查是"越贵越好"，认为CT、MRI的检查结果，必定比X光片精确。

其实，诊断膝骨关节炎，普通的X光片就已足够，一般不需要作CT、MRI等检查。

膝关节和大脑、肝脏、肺脏等不一样，它是一个我们体表能触摸得到的结构，它周围没有其他脏器组织的包绕，而X射线检查对骨质的显像又很明显。

因此，一般情况下，普通的X光片，加上一个有经验的骨科医生的手法检查，就能诊断患者是否患有骨关节炎。

膝骨关节炎的患者，X光片所见的表现有：膝关节间隙变窄、软骨下骨硬化和（或）囊性变、关节缘骨赘形成。

MRI检查较少用

如果患者有外伤史，或者医生怀疑患者有关节韧带撕裂、半月板损伤等情况，就会建议患者作磁共振检查（MRI）。MRI还可用于排除肿瘤等。

一旦检查明确关节腔内存在这些病变，医生就可予以有效的治疗。

膝骨关节炎的五大误区

骨质增生、骨刺等于膝骨关节炎

不能将骨质增生、骨刺与膝骨关节炎简单地画上等号,因为"诊断膝骨关节炎,需要符合两方面的条件,即临床症状与影像学表现"。

有骨质增生并不表明有膝骨关节炎的存在,因为有些骨质增生并没有伴随什么症状。

长了骨刺是否出现症状,主要看有没有炎症。只有出现炎症时,才会产生疼痛。

如果骨刺很大,却没对周围组织、神经和血管产生挤压和摩擦,就不会产生疼痛。所以,骨刺大,也可能不疼;而骨刺小,却可能疼得厉害。

膝骨关节炎是老人家的病

尽管膝骨关节炎是一种关节"老"毛病,但是,膝骨关节炎不完全是老人家的专利。从骨科门诊就诊情况来看,关节炎的发患者群不再局限于老年人。

过度使用、受伤、肥胖、慢性病、体质虚弱、缺乏运动、基因遗传等,会让关节软骨出现磨损的时间提前,使人未老关节先衰。

像美国篮球巨星乔丹,靠球技赚尽荣华富贵,但附带的收获却是膝骨关节炎提早在40岁"报到"。很多运动员也有类似的经历。

随着生活节奏的加快、工作负担的加重、体育锻炼的减少以及不良习惯的养成,越来越多的年轻白领开始成为关节炎的"常客"。

只有将增生的骨质去掉,才能治好膝骨关节炎

不少患者忧心忡忡:怎样才能将增生的骨质去掉?

其实,膝骨关节炎患者的治疗目的,是缓解疼痛、改善关节功能、控制病情进展,并不在于手术去除增生的骨质。去除骨刺也无法从根本上解决关节炎的起因——软骨磨损。

关节不灵活,更要多锻炼

这是存在于广大老年患者中的普遍误区。

锻炼没错,但要注意方式。患了膝骨关节炎如果不运动,可能会导致肌肉萎缩、体质下降、骨质疏松等。但是,爬山、下蹲起立等过度锻炼关节的方式,则会加重关节损伤,不利于症状缓解。

因此,比较适宜老年人的锻炼项目有游泳、散步、太极拳,即多做上半身的锻炼。

总之,过度、剧烈的关节运动,只能增加关节负担,使疼痛症状加重,功能障碍更明显。

治疗膝骨关节炎,药物可以速战速决

膝骨关节炎发展过程缓慢,少则几年,多则十几年才能发展到影响患者生活的程度。因此,要想缓解症状,就要有"持久战"的心理准备,不能急于求成。

如同老年人牙齿老化,宜食松软食物一样,膝关节老化也应避免青壮年时期承受的剧烈活动。许多早期、中期膝骨关节炎患者,只要按照医生指导,改变运动(活动)方式,降低膝关节活动强度,症状就可以明显减轻,病情进展就会明显减缓。

PART 3 ▶ 形形色色的膝骨关节炎

膝关节疼痛是膝骨关节炎的主要表现之一。除了膝骨关节炎,还有一些其他常见的膝骨关节炎会有膝关节疼痛等症状。我们做一个简单介绍,如果你有以下病征,请向医生寻求帮助。

痛风性关节炎

痛风性关节炎是由于血尿酸升高以致尿酸钠盐沉积所致的晶体相关性关节病,属于代谢性风湿病范畴。多发生于40岁以上的男性,女性患者较少见且主要在绝经之后。

尿酸盐结晶在全身并不均匀分布,而是有它最喜欢待的地方,以关节为主,特别是血液循环欠佳的关节。

痛风大多数是以第一跖趾(大拇趾)关节红、肿、热、痛起病,半夜突袭,疼痛如刀割,如咬噬,锥心刺骨;其次为足背、足跟、踝关节;如果尿酸控制不佳,5年左右膝关节发作;10年左右手腕和掌指关节发作;耳郭也是容易长痛风的地方。

如果反复多次发作就会逐渐影响更多关节,由于多个关节交替发病,并不固定,像风一样"善行而数变",故称为痛风。

类风湿性关节炎

是一种慢性自身免疫性疾病,致残率高。各个年龄均可发病,但患者多为中年人,女性发病率比男性高。

主要表现为对称性小关节炎,以手腕和手指小关节肿痛较常见,也可累及膝、肩、足趾关节等。初为晨起关节僵硬,可长达半小时以上,梭形肿大,如得不到及时、有效的治疗,会导致关节功能下降,逐渐出现关节变形和残废。

手部关节特别容易受影响而出现变形,使青壮年丧失劳动力。

可有皮下结节,类风湿因子阳性。X射线检查示以关节侵蚀性改变为主。

强直性脊柱炎

强直性脊柱炎是一种因自身免疫异常而发生的慢性炎症性疾病,属风湿免疫病的范畴。好发于14~30岁的青年,甚至在十二三岁的小孩中也可见到,其中男性占90%。女性患者症状相对较轻,容易漏诊。

大多数人的首发病变是骶髂关节(脊柱末端与骨盆相接处)炎。在炎症的作用下,患者会有下腰背痛或僵硬,这种腰痛的特点有些奇怪,患者晨起时或休息后腰痛反而加重,活动后却减轻。

随着时间的推移,脊柱会从下到上慢慢融合、变硬,硬化得不能弯曲,如同竹竿般直挺挺的,部分人则出现严重驼背,行走不便,如果有人在背后呼叫,也无法转头,只能将整个身子慢慢转过去。还有一些患者甚至并发骨折,或最终因髋关节受累而丧失行走能力。

95%的患者具有HLA-B27抗原(即HLA-B27阳性)。

这类患者如果表现为外周型,就会出现大关节(膝、髋)的肿痛。如果在诊断上考虑不周,易发生漏诊。所以,对于年轻患者的膝痛,除了考虑外伤、痛风、风湿外,需要加查骶髂关节X光片。

经典答疑

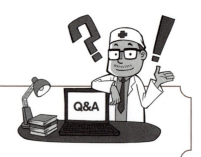

◆有骨质增生又有骨质疏松,矛盾吗？

问：我今年53岁,家住6楼。以前爬楼梯不费劲,可最近一段时间爬楼梯时膝盖很疼,医生检查说是膝关节骨质增生,同时又有骨质疏松。听说前者是钙多引起的,后者则多是因为缺钙,这不矛盾吗？我还需要补钙吗？

答：骨质增生是指关节软骨老化变性后,外围软骨代偿性增殖肥厚而形成的骨刺,并非体内钙多引致。

骨质疏松常由缺钙引起,但部分患者血钙却不低。这是因为,当人体摄入的钙减少时,为了满足生理需要,骨组织里的钙会释放到血液里,使血钙增加,从而达到新的平衡。该过程使降钙素分泌增加,促进新骨形成,继而在骨骼应力较重的某些部位形成骨质增生。

所以说,骨质疏松和骨质增生不是一回事,但又像一条藤上的两个瓜,密切相关。这两种情况在某些患者身上可同时出现。

因此,对于既有骨质增生又伴有骨质疏松的患者来说,更要积极补钙和调节钙在体内的代谢。

◆早晨关节僵硬是什么原因？

问： 我今年62岁，近来每天晨起之际，觉得双手关节和膝关节僵硬，活动不灵，慢慢活动后就又好些。有时坐得久了，从椅子或沙发站起来的时候，膝关节也发僵，又酸又胀，动作不快。我的关节外表既不红也不肿。请问这是什么原因？

答： 建议先去医院做个检查，如X光片，明确诊断。

如果是骨关节炎，此病老年人十分常见。手部关节和膝关节由于活动多或负重大，比其他关节更容易发生骨关节炎。

夜间睡眠时，关节活动减少，代谢降低，关节液分泌也减少，因此早晨活动感到僵硬、酸痛。活动一会儿后，关节液分泌增多，新陈代谢增加，故活动度增大，症状减轻。但活动时间太久，关节又吃不消，出现疼痛症状。

生活中，应节制饮食，防止过度肥胖，以减轻关节负重，延缓退变发展。注意保护关节，防止寒湿侵袭。劳逸结合，适当活动，以促进关节软骨吸收营养，并保持关节活动范围。症状明显者，可以按照医生的建议采取药物、理疗或手术方法治疗。

◆关节弹响提示关节出问题了吗？

问： 我今年25岁，经常握拳时，指关节发出"啪啪"声，这是不是说明我关节出问题了？

答： 许多人都曾有过骨关节响的体会，有人像你一样，握拳时指关节会发出"啪"的声音，也有人只要上、下楼梯，膝关节就有节奏地"嘎嘎"响，还有人甚至连伸个懒腰、打个哈欠，颈背或颞颌关节都会发出声音。

通常，关节弹响有生理性和病理性之分，大多数关节弹响属于生理性，发出响声的同时不会引起身体其他部位的不适，对身体危害不大，不需要特别处理，也不必为此惴惴不安。

但有一部分人在关节弹响的时候，还会伴有酸疼、肿胀等不舒服的感觉，这时可能就预示着关节出现问题了。临床上比较常见的病有半月板损伤、骨关节炎、软骨损伤、游离体等，这种病理性弹响在膝、踝、髋、肩关节中都比较常见。

判断关节响是否暗藏着健康问题，还和年龄有很大关系。一般来说，年轻人出现关节响以生理性的原因为主，除非有外伤。

而年纪大的人一旦出现，则更多的要考虑局部是否有病变，比如韧带劳损、骨关节炎等。这种情况下，要尽早到正规医院检查，找出真正原因。

小结

1. 膝关节是关节中结构最复杂的关节，也是身体里最默默无闻、又最能承受压力的模范。

2. 导致 40 岁以上中老年人膝关节肿痛的主要原因是膝骨关节炎。我国膝骨关节炎患者在 5000 万人以上。

3. 骨关节炎的发生，主要是关节软骨受到磨损。

4. 上楼痛或下楼痛，是膝关节早期退化的信号。

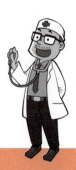

怎么治，才最好

治疗篇

PART 1 ▶ 膝关节退变，不会瘫痪

膝骨关节炎给患者带来的最大苦恼，就是"痛"。

膝关节发生膝骨关节炎时，最先出现的症状就是疼痛——屈膝蹲下、上下楼梯、坐下后站起来，到后来行动愈来愈受限，连走一步路都不能了。

所以，一旦被诊断为膝骨关节炎，患者害怕此病会引起瘫痪。

这种担忧，其实没有必要。

瘫痪是指肌肉活动能力丧失或减退。人体的运动通路，是由大脑指挥，肌肉最终完成的。这个通路中任何一环出了毛病，运动中枢的指令便不能到达肌肉，或不能执行，发生瘫痪。

膝骨关节炎，病变在关节，对肌肉影响不大，假如解除疼痛，立刻就能活动。这种情况，医学上不属瘫痪。

虽然如此，膝关节活动受限，也严重影响工作、生活，必须治疗。

事实上，规范的治疗，可以减轻或消除患者的疼痛，改善关节功能，提高患者的生活质量。

PART 2 ▶ 治疗如何开启

骨关节炎的治疗目的是：减轻或消除疼痛，矫正畸形，改善或恢复关节功能，改善生活质量。

总体治疗原则：非药物与药物治疗相结合，必要时手术治疗。

治疗：金字塔模式

对于膝关节已经发生了退行性骨关节炎的人来说，延缓或阻断关节炎加重是最重要的，也是其治疗的目的。

目前，骨关节炎的治疗步骤是"金字塔模式"，就是将几类治疗手段（非药物、药物、手术治疗等）按等级排列，组成金字塔模式。具体治疗一个患者时，可以根据其病情确定初始治疗方案，如不奏效，则往上一级推进。

非药物治疗处于金字塔的最底端，但这并不意味它是疗效最差的治疗方法。相反，它是所有治疗的基础。在病情较轻，只是偶尔出现膝盖疼痛的时候，应尽量使用非药物治疗。

如果非药物治疗效果不佳，就要考虑处在金字塔第二层的药物治疗了。

如果非药物治疗和药物治疗均无效，则需考虑接受处于金字塔最顶端的治疗方法——手术治疗。

治疗如何开启

药物治疗
如果非药物治疗效果不佳，就要考虑处在金字塔第二层的药物治疗了。

手术治疗
如果非药物治疗和药物治疗均无效，则需考虑接受处于金字塔最顶端的治疗方法——手术治疗。

非药物治疗
在病情较轻，只是偶尔出现膝盖疼痛的时候，应尽量使用非药物治疗。

膝骨关节炎治疗金字塔模式

PART 3 ▶
非药物治疗：最好的处方

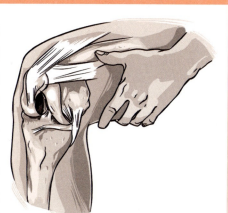

　　不论病情轻重，非药物治疗都是最基本的治疗，对症状不重的患者来说，更是首选的治疗方式（也就是可不需要药物）。有人甚至称之为骨关节炎"最好的处方"。

　　如同机器用久了，零件会磨损、发生故障一样，人老了，关节也会因过度使用而出现老化。不过，如果懂得保养，还可以延长使用寿命。而非药物治疗，则如同关节的"保养措施"。

　　关节要省着点用，这可以说是对非药物治疗的总体概括。

　　非药物治疗，包括合理运动、改善生活习惯、控制体重、理疗等方面。

PART 4 ▶ 药物治疗如何选

常用药物治疗一览

初期症状不重的膝骨关节炎患者，一般非药物治疗就可以控制症状，不痛了。但是对于中期的患者来说，常有疼痛，需要求助于药物止痛。

关节局部用药： 非甾体抗炎药的乳胶剂、膏剂、贴剂和辣椒碱。可以有效缓解关节轻中度疼痛，且不良反应轻微。

关节腔注射药： 透明质酸钠、糖皮质激素。

全身镇痛药： 对乙酰氨基酚、非甾体抗炎药、阿片类药物。

改善病情类药及软骨保护剂： 双醋瑞因、氨基葡萄糖、硫酸软骨素、多西环素等。

止痛药：为了止痛，更为了消炎

膝骨关节炎从一开始的病变轻微，发展到后来的关节面破坏严重，会有一个比较长的过程。

早期的膝骨关节炎，患者如果能及时得到合理的治疗，病情是可以不继续加重的。

疼痛，是折磨膝骨关节炎患者的首要方式。因此，解除疼痛，是我们的主要目标之一。

我们曾告诫患者，病因不明时，不能随便乱用止痛药，因为这个掩盖症状，延误诊断。而一旦诊断明确，如果存在疼痛，就有必要使用止痛药。

不过，有些患者虽然去看了医生，却很排斥医生给他用止痛药，认为那是治标不治本的做法，而且还会有很多的副作用，宁愿强忍疼痛也不愿服用止痛药。

其实，治疗膝骨关节炎之所以用止痛药，不仅为了止痛，更是为了消炎。

炎症的存在是膝关节产生疼痛的原因，只有消除炎症，患者的疼痛症状才可能消失。

由于膝骨关节炎的炎症并不是细菌、病毒感染引发的，因此治疗上不需要使用抗生素、抗病毒药物，只需使用能消除炎症因子的止痛消炎药。所以，从这个意义上来讲，止痛药其实也是治本的。

止痛药的三阶梯原则

所谓"三级阶梯治疗"，是指用药从第一阶梯逐渐"爬"到第二阶梯，直到第三阶梯，如此逐级上升。待某级不管用了，才上升至高一阶梯的药物。

　　膝骨关节炎的止痛，也有三个阶梯。不同程度的疼痛，应用不同的阶梯药物。由于止痛药是把双刃剑，止痛的同时，也有不同的不良反应。

　　因此，应该在医生的指导下，根据药物特性和患者情况综合考虑，个体化用药。

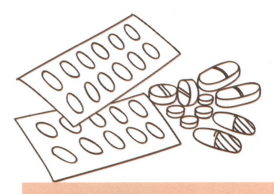

第一阶梯药物
对乙酰氨基酚

　　轻度疼痛可短期使用。这是一个老药，胃肠道和肝肾方面的副作用也相对较为轻微，普通的药店里都可以买到，不需要医生处方。目前，推荐对乙酰氨基酚每天的总量不要超过4克。

　　但目前也有研究表明，对乙酰氨基酚对有症状的骨关节炎没有临床效果，因此，越来越多的指南将第二阶段的非甾体类抗炎镇痛药放到第一阶段来应用。

　　在我国，由于对乙酰氨基酚非常廉价，药厂多不愿意生产，故临床应用也比较少。

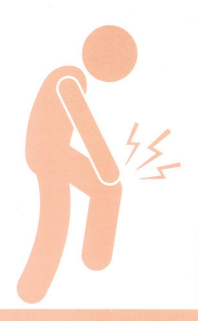

第三阶梯药物
弱阿片类药物

对于应用第一、二阶梯药物效果差,又疼痛剧烈的患者,可考虑用曲马多或可待因等弱阿片类药物。该类制剂应从低剂量开始,每隔数日缓慢增加剂量,可减少不良反应。

第二阶梯药物
非甾体类抗炎镇痛药
(NSAIDs)

中度疼痛最常用的止痛药。NSAIDs主要包括以下几类:丙酸类衍生物(萘普生、布洛芬、酮布芬)、乙酸类衍生物(吲哚美辛、双氯芬酸)、烯醇酸衍生物(吡罗昔康)、灭酸酯类(甲氯灭酸盐)、选择性环氧化酶-2(COX-2)抑制剂(塞来昔布)等。

这类药需要注意其不良反应:胃肠道出血、肝肾功能损害、增加心血管不良事件发生等。

自行购药要注意

尽管强调止痛药要在医生指导下使用,但也有不少患者是自己去药店买止痛药吃,对此,要注意以下三条:

(1) 不要选对软骨有破坏作用的药,像强的松等;而应选对软骨有保护作用的药物。

(2) 自行购药,要看清药物成分,避免两种或两种以上 NSAIDs 类止痛药同服。因为这样不仅不会增强疗效,反而可能会增加不良反应。

(3) 止痛药不建议长期吃。但"痛就吃,不痛就不吃"的做法也是不对的。正确的做法是:阶段性服药,服药期间足量足疗程。

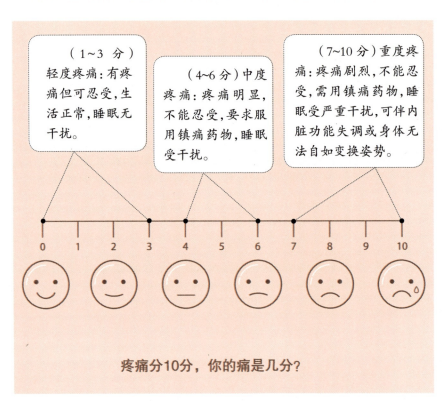

疼痛分10分,你的痛是几分?

对乙酰氨基酚

> 膝骨关节炎使用该药的止痛效果受到质疑;
> 胃肠反应小,但对肝肾损害大;
> 不能遇酒精,否则毒性更强;
> 不可重复过量使用。

对乙酰氨基酚,这个名字很多人或许很陌生,但如果换成"泰诺""必理通""百服宁""泰诺林""白加黑"等名字,就会幡然醒悟——原来是感冒药啊。

是的,这些感冒药中所含的主要成分就是对乙酰氨基酚,又叫扑热息痛。

对乙酰氨基酚的历史

对乙酰氨基酚是一个非常成熟的老药,最早在1873年就已被合成,但是直到1955年才开始在美国上市销售,商品名为泰诺(Tylenol)。1956年,500毫克每片的对乙酰氨基酚在英国上市,商品名为必理通(Panadol);1963年,对乙酰氨基酚被列入英国药典,并因其较小的副作用而流行开来。

目前作为非处方药物使用,患者在大多数的药房与超市都可以自行购买而无须医生处方,但是这也导致了相当程度的药品滥用。

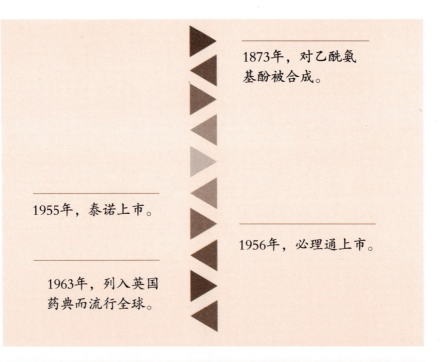

- 1873年，对乙酰氨基酚被合成。
- 1955年，泰诺上市。
- 1956年，必理通上市。
- 1963年，列入英国药典而流行全球。

2013年，AAOS：不赞成也不反对

对乙酰氨基酚属于乙酰苯胺类解热镇痛药。它的剂量安全范围较大，通常最高剂量可以达到每天4克。以往不少的膝骨关节炎治疗指南中，均把对乙酰氨基酚作为轻至中度疼痛的首选止痛药，如果有效则可作为长期口服止痛药应用。

但是，长期应用对乙酰氨基酚的剂量至每天4克的安全性和有效性，近几年受到质疑。认为长期使用每天大于3克的对乙酰氨基酚会增加消化道出血、穿孔以及梗阻的风险。

而且还有研究表明，对乙酰氨基酚对于有症状的骨关节炎没有临床效果。

目前，最具权威性的关于骨关节炎治疗的指南是美国骨科医师协会（AAOS）的治疗指南。这是综合了美国风湿病学会、美国家庭医

师学会和美国物理治疗协会的意见,回顾了超过10000篇独立文献,AAOS使用最佳证据合成来进行循证医学证据分析得出的结论。

2013年,AAOS对于膝骨关节炎患者使用对乙酰氨基酚的态度是:不赞成。

吃对乙酰氨基酚,慎饮酒!

且看下面这个病例——

急诊室里,患者痛苦自诉:"最近两天感冒了,头痛、发热,便自服用了白加黑,现在出现了呕吐、上腹部不适、肝区疼痛。"进一步询问,原来患者既往长期喝酒,检查发现血转氨酶升高。考虑为对乙酰氨基酚中毒导致肝损害。

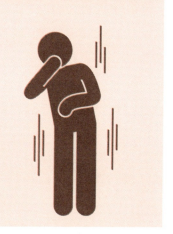

事实上,在美国和欧洲,该药正是导致急性肝功能衰竭的首要原因。大多数是意外,也有些是故意自杀。

对乙酰氨基酚应用非常广泛,而且作为非处方药管理,理应是非常安全的药品。为什么上述患者却出现肝损害了呢?

——问题就出在饮酒上。

对乙酰氨基酚在肝脏代谢,中间产物N-乙酰-对-苯醌亚胺需要与肝脏里的谷胱甘肽结合而解毒。长期饮酒的患者,N-乙酰-对-苯醌亚胺生成过多,超过体内谷胱甘肽结合量时,多余的N-乙酰-对-苯醌亚胺便会与肝组织蛋白结合,引起细胞坏死产生肝毒性,严重的甚至会导致死亡。

因此,服药期间饮酒或饮含有酒精的饮料,尤其不可取。

过量，伤肝没商量

同样地，其他可能影响对乙酰氨基酚代谢的因素，也可能造成药物中毒。最常见的是超剂量或长期连续用药。

进入体内的药物增多，则代谢产生的 N-乙酰-对-苯醌亚胺越多，不能被体内有限的谷胱甘肽结合，同样会导致严重的肝毒性。

从 2011 年开始，美国食品和药物管理局（FDA）不断更新各种警戒信息，提醒它的肝毒性。

因为对乙酰氨基酚一直是药源性肝损伤的常见原因。美国一项研究显示，在 662 个急性肝损伤病例中，42% 与对乙酰氨基酚有关；其中，将近一半都是用药过量导致的。

人们总认为这类经典药物安全可靠，不再注意药品说明书，"一不小心"就服用过量。

再次强调了一个安全用药须知：不管是处方药还是感冒药、退烧药，在 24 小时内服用对乙酰氨基酚的量不能超过 4 克。

事实上，只要你认真阅读说明书的"用法用量"，一般都不会超量。有些说明书还特别注明：两次用药间至少要间隔 4 小时，一天最多只能服用 4 次。

不要重复用药

注意，不要同时服用两种以上含对乙酰氨基酚的药物。否则，二者所含对乙酰氨基酚的量加起来，就有可能超过 4 克。

因此，用药前得仔细阅读说明书的"成分"一栏，如果甲乙两种药都含对乙酰氨基酚，那么只能用一种。

除了西药，中成药中含扑热息痛的也很多，譬如，感冒灵颗粒、维 C 银翘片等。值得注意的是，从药名看，无法判断这些中成药是否含有对乙酰氨基酚。

判断药物里有没有对乙酰氨基酚,有个简单方法:看看其通用名,名字中带"酚"字的,大多含有对乙酰氨基酚。比如"快克"——复方氨酚烷胺胶囊,就有"酚"字。

但是,并非所有说明书成分栏都用"对乙酰氨基酚"这个大名,有的可能用别名,如"对羟基乙酰苯胺""扑热息痛""醋氨酚"等,所指都一样。

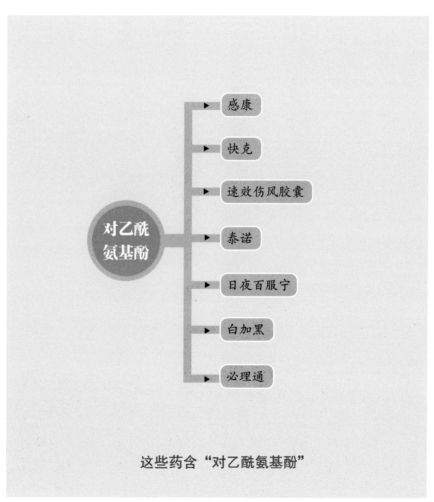

这些药含"对乙酰氨基酚"

非甾体类抗炎镇痛药

> 推荐膝骨关节炎患者短期使用；
> 止痛效果较强，但容易伤胃、伤心、伤肾；
> 有胃肠道高风险患者要注意护胃；
> 有心血管风险者慎用。

非甾体抗炎药（NSAIDs）是一类不含有甾体结构的抗炎药，具有抗炎、抗风湿、止痛、退热和抗凝血等作用。目前 NSAIDs 是全球使用最多的药物种类之一，在临床上广泛用于骨关节炎、类风湿性关节炎、多种发热和各种疼痛症状的缓解。

全世界大约每天有 3000 万关节炎患者服用 NSAIDs，在我国，最保守估计每年至少有 500 万膝骨关节炎患者在使用此类药物。

2013 年，AAOS：强烈推荐

AAOS 指南中强烈推荐有症状的膝骨关节炎患者口服或外用 NSAIDs 药物以缓解疼痛。

鉴于长期使用 NSAIDs 可造成严重的胃肠道以及心血管并发症风险，指南指出：

使用 NSAIDs 应使用最低剂量，避免长期使用。对胃肠道高风险患者可考虑使用环氧化酶 2（COX-2）选择性抑制剂，或联合应用 NSAIDs 与具有胃肠道保护作用的质子泵抑制剂（PPI）或米索前列醇。

NSAIDs 类药尤其是 COX-2 选择性抑制剂，应谨慎用于有心血管风

险的患者。

非甾体类抗炎镇痛药的大家族

自1899年第一个NSAIDs——阿司匹林诞生至今，100多年来NSAIDs已有百余种上千个品牌上市。

按化学结构可分为7大类——

甲酸类：也称水杨酸类，代表药物是阿司匹林。它的疗效比较肯定，但副作用也十分明显；

乙酸类：代表药物为双氯芬酸钠、吲哚美辛等。

丙酸类：代表药物为布洛芬、奈普生等。

昔康类：吡罗昔康、美洛昔康等。

昔布类：塞来昔布、帕瑞昔布等。

吡唑酮类包括氨基比林、保泰松等。

其他：尼美舒利等。

根据NSAIDs对胃肠道的损伤大小，可分为两大类：

环氧化酶（COX）-2选择性抑制药：塞来昔布、帕瑞昔布、依托考昔等。对胃肠道伤害相对较小。

其他抗炎镇痛药：阿司匹林、吲哚美辛、舒林酸、吡罗西康、托美丁、布洛芬、对乙酰氨基酚、萘普生、氟比洛芬、双氯芬酸、萘丁美酮等。对胃肠道伤害相对较大。

不良反应成热点：伤胃、伤心、伤肾

随着NSAIDs使用的增多，这类药物的安全使用问题也越来越受到关注。

美国食品药品监督管理局（FDA）认为NSAIDs存在潜在的心血管和消化道出血风险，要求这些药品生产厂家在其说明书中提出警示，这使NSAIDs的安全用药成为目前全球医药界的热点问题。

伤胃

胃肠道损害是NSAIDs所引起的最常见不良反应。主要表现为消化不良、黏膜糜烂、胃十二指肠溃疡、出血,甚至穿孔。

选择性COX-2抑制剂只能减少而不能完全消除NSAIDs胃肠道不良反应。

对胃肠道高风险患者可考虑使用环氧化酶2(COX-2)选择性抑制剂,或联合应用NSAIDs与具有胃肠道保护作用的质子泵抑制剂(PPI)或米索前列醇。

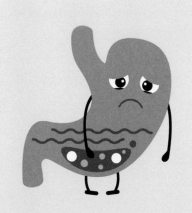

伤肾

NSAIDs所引起的肾损害表现为急性肾功能不全、间质性肾炎、肾乳头坏死及水钠潴留、高血钾等。

有研究表明,NSAIDs所引起的肾损伤主要与药物半衰期相关,半衰期越长,肾损伤风险越大,临床上常用的NSAIDs半衰期情况如下:洛索洛芬钠(1.2小时)<布洛芬(1.8小时)<酮洛芬(3小时)<氯诺昔康(4小时)<塞来昔布(11小时)<萘普生(13小时)<美洛昔康(20小时)<依托考昔(22小时)。

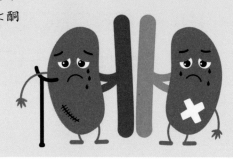

伤心

NSAIDs 药可增加心血管不良事件发生的风险。其中,选择性 COX-2 抑制剂胃肠道不良反应较轻,但患者突发心脏病或卒中的风险却增高。

有心血管风险的患者慎用此药。心脑肾不良反应高危因素是:

高龄(大于 65 岁);

有脑血管病史(有过中风史或目前有一过性脑缺血发作);

有心血管病史;

有肾脏病史;

同时使用血管紧张素转换酶抑制剂及利尿剂;

冠脉搭桥术围手术期(禁用 NSAIDs)。

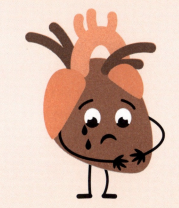

临床应用要注意

考虑到 NSAIDs 的不良反应,使用 NSAIDs 治疗膝骨关节炎时,应注意以下几点:

(1) 重视 NSAIDs 的种类、剂量和剂型的个体化。

(2) 尽量最低剂量短期使用。"短期"是指 2 到 3 周,或者 1 到 2 个月,用于抑制炎症反应、缓解疼痛,从而提高生活质量,同时因为用药时间较短,可以很好规避药物的副作用。

(3) 避免同时服用 2 种或 2 种以上 NSAIDs。因为这类药的不良反应具有协同作用,且合用镇痛效果没有明显增加。

(4) 对有消化性溃疡病史者,宜用选择性 COX-2 抑制剂或其他 NSAIDs 联合质子泵抑制剂。

(5) 老年人可选用半衰期短或较小剂量的 NSAIDs。

(6) 心血管高危人群应谨慎选用 NSAIDs。

(7) 肾功能不全者应慎用 NSAIDs。

(8) 用药 3 个月后注意血常规和肝肾功能的定期监测。

关节止痛，胃药来作陪

一位朋友因腰腿痛到医院就诊，医生除了给他开止痛药外，还给他开了胃药奥美拉唑。他感到有点困惑，他的胃一向没问题，为啥医生要给他开胃药。

由于目前大多数 NSAIDs 为非选择性抑制剂，有引起胃肠道损害的不良反应。那是否每个服用此类药的人都要加用护胃药呢？其实，并非如此，只有那些存在高危因素的人才需要应用胃药。

已明确的高危因素主要有以下几点：

(1) 高龄患者(超过 65 岁)。

(2) 长期应用 NSAIDs 药物。

(3) 同时口服糖皮质激素或使用抗凝药。

(4) 有消化性溃疡、出血病史。

(5) 有酗酒史。

而前面提到的朋友，恰恰是一个常常抽烟、饮酒的人。

为减少消化道溃疡及其并发症的发生风险,目前大家比较认可的护胃措施有:

(1) 使用最低有效剂量的非甾体类抗炎药。
(2) 避免应用两种或两种以上的非甾体类抗炎药(包括小剂量阿司匹林)。
(3) 选择使用 COX-2 特异性抑制剂(如塞来昔布)。
(4) 加用质子泵抑制剂(如奥美拉唑)。
(5) 加用米索前列醇,但由于此药在大剂量使用时可引起严重腹泻,国内现已少用。
(6) 近年有人认为,胃黏膜保护剂如替普瑞酮对胃可能也有保护作用,但仍需进一步研究。

为了减少胃肠道反应,在使用非甾体类抗炎药时,还要注意下面一些事项:

(1) 能外用时应避免口服。
(2) 饭后服用。
(3) 长期服用者,须禁烟、戒酒、少进辛辣刺激性食物,最好定期作内镜检查。

尽管上述措施有助于降低风险,但并不是万能的,仍有部分患者即使在充分保护的情况下,也会出现与非甾体类抗炎药相关的消化道溃疡。因此,要充分认识到非甾体类抗炎药是把双刃剑,切忌滥用,能不用时尽量不用,特别要避免长疗程应用,最好在相关的专科医生指导下使用。

药物治疗，如何选

治疗篇 怎么治，才最好

1952年，保泰松（苯丁唑酮）问世，为第一个被命名的非甾体抗炎药。至20世纪80年代，因不良反应逐渐被限制使用或禁用。

1969年，布洛芬（异丁苯丙酸）上市，随之丙酸类NSAID的萘普生（甲氧萘丙酸）、苯乙酸类NSAID的双氯灭痛（双氯芬酸）、昔康类NSAID的炎痛喜康（吡罗昔康）等相继面世。

21世纪初，新型的NSAID替尼达普上市，它是脂氧合酶(5-LOX)环氧合酶(COX)双效抑制剂。

1899年，阿司匹林注册为商品名。

1963年，消炎痛（吲哚美辛）上市。虽然其抗炎、镇痛和解热作用较强，但因副作用严重而逐渐少用。

20世纪80年代，新型烯醇酸类NSAID，如美洛昔康；磺酰苯胺类NSAID，如尼美舒利；萘基烷酮类，如萘丁美酮先后上市。

20世纪90年代，先后研制出环氧合酶-2(COX-2)特异性抑制剂即昔布类NSAID，已经上市的药物包括塞来昔布（西乐葆）、瓦德昔布（戊地昔布）、帕瑞昔布、依妥昔布等。

NSAIDs药物发展史

局部外用止痛药

> 局部外用药可有效缓解轻中度关节疼痛；
> 不良反应轻微；
> 口服止痛药前，建议首先选择局部外用药。

止痛药的使用也不仅限于口服药物，在欧美等发达国家，治疗早期的骨关节炎，外用的止痛药膏用得尤为多。

具有镇痛作用的药物，通过药理改造可在身体表面使用，称为外用止痛药。

局部外用的各种 NSAIDS 乳胶剂、膏、贴剂，使用时只需直接涂抹或敷贴在疼痛部位，便可以通过皮肤迅速深入渗透、快速有效止痛；同时避免了对胃肠的刺激，安全性高，使用也方便。

辣椒碱乳剂也可减轻关节疼痛和压痛。

我国的骨关节诊治指南中指出：膝骨关节炎，在采用口服药前，建议首先选择局部药物治疗。对于中重度疼痛者可联合使用局部外用药与口服 NSAIDs。

2013 年的 AAOS 指南，也强烈推荐局部外用止痛药。

外用止痛药膏，量一定要足

要想达到理想的止痛消炎作用，外用药膏的使用量一定要充足。

就拿扶他林药膏来说，如果患者省着用，一周也用不完一支，那几乎是不可能起到很好的止痛效果的。正确的做法是，每次至少要用 2

克药膏,每天要用 5 次以上,一支药膏 2 天内要用完。

贴膏药,时机位置要对

局部外用止痛药也包括膏药和贴剂等。

膏药主要有两类:一类是消炎止痛类膏药,适用于急性炎症期,即皮肤表面有红肿热痛时;第二类是红外热疗类膏药,适用于损伤慢性期,即皮肤表面没有红肿热痛时。

假如用反了,急性期用了红外热疗类膏药,就会越用越肿,越用越重,加重关节病的进展。所以,选择膏药时,一定要看清楚功效。

普通膏药,哪儿疼就贴哪儿。如果是红外热疗类膏药,选择最疼的位置贴上去就可以了。

但有一类膏药是阿片透皮贴剂,膏药贴在皮肤上,药物通过皮肤吸收后,身体任何疼痛的部位都可以获益。这类膏药一般贴在前臂的外侧、肩部、前胸上缘,其他部位尽量不贴。

贴膏药前,一定要看说明书,看它建议贴在什么位置。

贴膏药,记得撕

很多人贴膏药时,为了让膏药贴的面积大一点,会使劲地抻膏药。但是这样会使膏药的张力变大,皮肤容易起水疱。

不同的膏药允许贴的时间也不同,绝大多数膏药不允许超过 12 小时。一旦超过 12 小时,它的透气性不好,皮肤会发红甚至糜烂。

膝关节这些活动度比较大的地方,膏药贴上去很容易就松了。可以像做手工一样,用剪刀剪几条缝以减轻张力,就容易贴得牢些。

> 如果使用外用止痛药后，出现下列情况，应该放弃使用或到医院看医生：

(1) 局部或全身出现皮肤过敏现象（痒、局部发红、出现皮疹等反应）。

(2) 肿胀未减轻或者疼痛未缓解，甚至加重。

(3) 出现局部感染现象（红、肿、热、痛）或其他全身不适感觉。

(4) 损伤范围增大或出现持续性、比较剧烈的疼痛。

软骨保护剂——氨基葡萄糖

> 疗效有争议；
> 安全性好。

骨关节炎的患者，其关节表面覆盖的那层光滑的、薄薄的白色软骨常常有明显的磨损。那么有没有什么药可以保护软骨呢？

药物治疗中，有一类改善病情的药物及软骨保护剂，包括氨基葡萄糖、硫酸软骨素、双醋瑞因等。

其中，氨基葡萄糖(后文简称"氨糖")是老百姓接触最多的药物。可是，在临床上已被广泛应用于骨关节病的预防和治疗的氨糖，关于它的有效性，却一直备受专家们争议。

起伏不定的氨糖

作为一种关节软骨的营养补充，氨糖用于预防和治疗骨关节炎已有很长的历史。

早在20世纪60年代氨糖就开始在欧洲用于关节炎的治疗，90年代中叶起在美国风靡一时，目前仍是美国最受欢迎的关节软骨营养药物，以食物保健品形式供应市场，而欧洲则将其作为处方药进行管理。

如此广泛应用的氨糖，指南中对它的评价时升时降，很不稳定。

2007年，中华医学会骨科科分会制定的《骨关节炎诊治指南》中这样描述：此类药物在一定程度上可延缓病程、改善患者症状。

2008年，国际骨关节炎研究学会（OARSI）制定的《髋与膝骨关节炎治疗指南》指出，氨糖可能有益于症状性骨关节炎患者，若无明显反应即应考虑在6个月内停药。

2010年，中华医学会风湿病学分会制定的《骨关节诊断及治疗指南》中，认为氨糖可改善软骨代谢，提高关节软骨的修复能力，保护损伤的关节软骨，同时缓解骨关节炎的疼痛症状，改善关节功能，延缓骨关节炎的病理过程和疾病进程。

同时，它也指出：氨糖的剂量每天不应小于1500毫克，否则疗效欠佳。分2～3次服用，持续8周以上显效，使用1年以上疗效更稳定。

但在最新2013年的AAOS指南中，强烈不推荐骨关节炎患者使用氨糖。

我国对氨糖治疗骨关节炎的专家共识

尽管对于氨糖有如此多的争议，但总体而言，还是有足够多的证据支持氨糖是髋和膝骨关节炎的治疗选择。

我国对于氨糖治疗骨关节炎，很多专家形成了一些共识。

氨糖适合早、中期骨关节炎患者

采用氨糖治疗骨关节炎最合适的患者应是关节软骨轻度或中度磨损，其形态和结构基本存在的患者，而非关节软骨大部甚至完全磨损的患者。也就是说，氨糖可作为早、中期骨关节炎的治疗选择，对关节软骨严重磨损的终末期骨关节炎患者则疗效不佳。

硫酸氨基葡萄糖是目前在循证医学中被证明可以有效治疗骨关节炎的唯一一个此类药品。

持续应用1500毫克氨糖8周以上才能显示一定的疗效，而使用1年以上疗效更为稳定。因此，患者依从性及昂贵的治疗费用也是影响氨糖疗效的一个重要因素。

安全性好

大量的临床研究都显示氨糖治疗骨关节炎的安全性非常好,体现在用药过程中不良事件非常少,患者的用药依从性令人满意。这也是美国食品药品监督管理局能够将这类产品归为非处方的食物保健品的原因之一。

相对于非甾体类消炎镇痛药(NSAIDS)和对乙酰氨基酚长期应用的不良反应,氨糖长期应用安全性高,不良反应小,有一定的疗效,可单独或与非甾体类消炎镇痛药联合使用治疗骨关节炎。

盐酸与硫酸氨基葡萄糖的疗效之争

至今,大多数的临床研究都是采用硫酸氨基葡萄糖,关于盐酸氨基葡萄糖治疗骨关节炎的循证医学研究较少,因此有关盐酸氨基葡萄糖治疗骨关节炎是否有效尚存争议。

但毕竟一些采用盐酸氨基葡萄糖治疗骨关节炎的临床研究仍得出与硫酸氨基葡萄糖相似的结论,许多生产商也仍然在大量生产盐酸氨基葡萄糖用于骨关节病的防治,说明盐酸氨基葡萄糖治疗骨关节炎仍有一定的生命力。

软骨保护剂——硫酸软骨素

硫酸软骨素和氨糖,是关节软骨的两大营养素。

硫酸软骨素也是软骨的主要成分之一,可吸收和保持软骨中的水分,提供软骨营养物质,在关节软骨的修复过程中有着不容忽视的作用。

硫酸软骨素经常和氨糖两者联用。但其效果和氨糖一样备受争议。

最新指南认为,硫酸软骨素和氨糖同时使用才能获得确切的临床疗效,因此,很多欧美国家的保健公司纷纷推出了这两种成分的合剂。

PART 5 ▶ 关节腔内注射：不是长久之计

关节腔内注射的两种方案

三个因素，决定疗效

不少膝骨关节炎患者即使用了止痛药和软骨保护剂，其疼痛症状也只是稍有减轻，患者还是无法自如地行走。

既然口服药物对关节局部的治疗效果不好，这种情况下，直接给关节用药——关节腔内注射似乎是理所当然的选择。

关节腔内注射，由于药物是直接作用在疼痛明显的地方，因此理论上来说，效果应该会更理想。

不过，认真推敲一下就能知道，关节腔内注射药物是否有效，还取决于三个因素：注射技术、所注射的药物以及病情是否适合使用这个疗法。

如果医生的技术水平不合格，所注射的药物没有到达关节腔里，或者选取的注射点不对，都会影响治疗效果。

虽然大多数情况下，关节腔内注射后，患者的疼痛能缓解，但注射的药物不同，对关节的长期影响也大相径庭，有些有保护作用，有些长期使用则可能毁了关节。

膝盖打针前,先问是啥药

得知要给膝关节打针时,别忘了问上一句:"用的是什么药啊?"

关节腔内注射所用的药物一般有两种方案:一是激素加上少量的麻醉药,二是透明质酸钠。

第一种方案,就是俗话说的"打封闭"。

第二种方案,就是俗话说的"给关节上润滑油"。

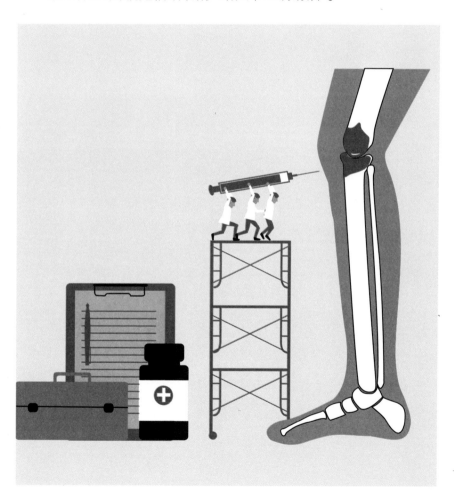

关节腔内注射:不是长久之计

治疗篇 怎么治,才最好

老打封闭，当心站不起

封闭注射治疗，在临床上有长久的应用史，最常用的病症包括网球肘、腱鞘炎、坐骨神经痛等。临床上的封闭注射治疗，就是将局部麻醉药和消炎药混合之后，在疼痛的病变部位进行直接注射，以期达到止痛，改善症状的治疗方法。

临床上最常用的局部麻醉药是利多卡因，最常用的消炎药是糖皮质激素。利多卡因的作用是能即刻实现止痛的作用，而糖皮质激素的作用就是在局部抑制炎症反应，达到持久的消炎止痛作用。它所针对的炎症是无菌性炎症，也就是说，不是细菌感染所引起的炎症才可以。

膝骨关节炎本身是一种无菌性炎症，是可以用封闭注射治疗进行对症处理的。

"打封闭"，一年不能超4次

由于激素有快速明显的消炎作用，患者在注射该药后，可能很快就觉得膝盖不痛了，因此往往会认为该疗法"有效、省事"，并且在下一次疼痛发作时，主动要求医生再打一针。

激素的使用虽然能暂时缓解患者的疼痛，但如果长期使用，患者就会出现脸变圆胖、下肢水肿、高血压、肾功能损害等不良反应。

长期使用激素对关节来说也是有害无利的，因为长期应用激素会加重关节软骨和骨质的破坏，从而使患者的病情加重，最终站都站不起。

因此，膝骨关节炎局部封闭注射治疗不能长期进行，临床上主张一年不超过4次，也就是每次间隔约3个月。

给关节上点润滑油

如果将人体比作一台精密的机器,骨关节炎就像机器零部件发生磨损或锈蚀,转动不灵。那么,能不能像保养机器一样,上些润滑油呢?

透明质酸钠可谓是一种有修复作用的"关节润滑油"。它是关节液的正常成分,膝骨关节炎的患者,其关节腔内的关节液所含有的透明质酸钠减少从而变得稀薄,通过人为补充透明质酸钠,可以增加关节液黏滞度,改善润滑效果,进而减轻关节摩擦,达到缓解症状、延缓病程的目的。

因此,如果口服药物治疗效果不理想,在关节炎症(表现为红、肿、痛)不是非常明显时,医生会建议关节腔内注射透明质酸钠。

又起争议

关节腔内注射透明质酸钠已成为各国医生在临床实践中都广泛使用的治疗手段。但是,2013年最新的AAOS指南中,对此却强烈不推荐。

这又是为什么呢?

虽然不少临床研究显示,关节腔注射透明质酸钠可以减轻疼痛,但还没有足够的证据证实其能有效治疗关节炎。并且其疗效仅可维持至停药后8周。加上透明质酸的制备多采用鸡冠和链球菌发酵而得,所以需注意潜在的副作用,如过敏及毒性反应。

我国专家普遍认为

越早注射越好:关节腔内注射透明质酸对轻中度的膝骨关节炎有良好的疗效,对重度晚期膝骨关节炎疗效欠佳。

常用方法:每周给药1次,4～6周为1疗程。

PART 6 ▶ 手术：该出手时就出手

膝骨关节炎按其发展进程，可分为早、中、晚期。

在早期，非药物治疗加药物治疗就可以控制病情；到了中期，则可能需要用关节镜微创手术治疗；而到了晚期，关节变形、挛缩，甚至失去功能时，治疗难度则加大许多，此时可能就要进行人工关节置换术。

膝关节镜捉"鼠"最在行

关节镜治疗是一种微创手术。关节镜结构精致，镜头直径约3.5毫米。在无痛状态下插入膝关节内，医生可直接看到关节到底是否发生退变。若有问题，关节镜还可同时进行手术。

膝关节镜的适应证涵盖了膝关节韧带、半月板、软骨损伤和各种滑膜炎等膝关节疾病，但对于治疗膝骨关节炎的疗效争议较多。

目前认为：最适合膝骨关节炎的关节镜手术是游离体摘除术。

磨损的软骨，可部分脱落而形成游离体。游离体最小如米粒状，最大如鸽蛋状；少则一枚，多则十多枚。游离体在关节内的位置不固定，随着膝关节的活动挤压，可在膝关节内游走，故被人形象地称为"关节鼠"。

"关节鼠"是造成膝关节反复疼痛、关节屈伸受限还经常卡住的最常见原因。

适宜关节镜手术的情况：

关节有积液（肿胀非常明显）；

之前发生过扭伤等运动伤害而导致半月板损伤；

经检查发现关节腔里有游离体存在、有明显的滑膜增生等。

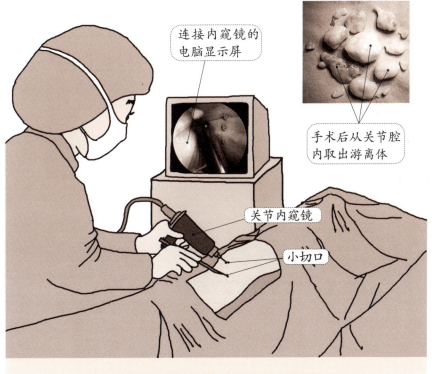

关节镜治疗骨关节炎疗效因人而异，但对取出游离体效果十分显著。

膝关节镜术后6大护理要点

膝关节镜手术做完后,患者回到家中,有哪些注意事项呢?

1. 拆线前,伤口保持清洁干燥

膝关节镜手术的伤口仅仅是两个或更多不到1厘米的小切口,手术后会有缝针或是美容胶布贴合。

出院后,伤口需要保持清洁干燥,每3天左右到正规的医院或诊所做一次消毒处理。

由于切口位于活动的关节处,所以拆线时间一般延长到术后2周左右,到医院拆除缝线或取下美容胶布即可。

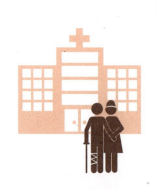

2. 拆线后,可淋浴

一般拆线24~48小时之后,就可以正常洗澡淋浴而不怕打湿伤口。但不要以盆浴方式长时间浸泡刚拆线的伤口,也不要用澡巾擦洗伤口或揭去伤口上的结痂,应等待其自然掉落。

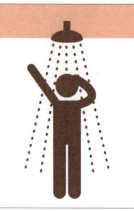

3. 多活动还是多休息

关节镜术后怎样才能更好地康复，更好地恢复下肢功能，是患者最为关心的问题。这个问题的答案看上去有些矛盾：既应该休息，又应该锻炼。

关节镜术后的伤口和关节腔内的创面在术后一段时间处于炎症水肿期，所以过度的活动刺激是不利于伤口的愈合和水肿的消除的。

在术后的2~3周内，建议不要过多地行走、慢跑，也不建议长时间站立或静坐。日常必需的走动是可以的。休息时可以采取平卧位，用毛巾或枕头把腿垫高一些，这样有利于膝关节的消肿。

但术后康复锻炼也是非常重要的一个环节。这里的康复锻炼不是大家想的去跑步，而是在医生指导下，针对关节活动度、下肢力量、步态和本体感觉（比如平衡等功能）做科学的康复训练。

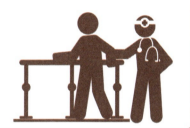

4. 关节需要冰敷还是热敷

冰敷可以镇痛，也可减少炎症渗出。而热敷的目的是促进已经产生的炎症加快吸收。

所以在恢复期，在不同的情况下可能需要选择不同的方式。

如果膝关节局部明显红肿，皮肤发烫，有较多积液和疼痛症状，或者在做康复训练后膝关节出现肿胀，建议平卧抬高患肢后冰敷半小时。

如果膝关节没有明显不适和红肿，可以用热敷来促进恢复。

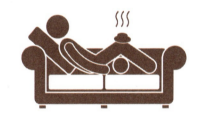

5. 伤口折线后可按摩

伤口折线后，可以对局部的瘢痕和膝关节周围的软组织做按摩，促进瘢痕的软化，增加局部组织的弹性。

髌骨的活动度不可忽视，每天做髌骨左右上下地推移，有助于恢复下肢功能。

为避免形成慢性炎症和慢性疼痛综合征，一些非甾体的药物可以在术后坚持服用2~4周，有助于消除膝关节的炎症反应，减轻疼痛，也有助于术后进行正常的康复锻炼。

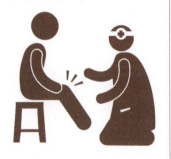

6. 定期复诊很重要

按照出院时医生嘱咐的时间定期复诊是挺重要的一件事。

手术医生会根据术中情况和术后的恢复情况，给患者提供一些建议，帮助患者更好地康复。必要时也会做一些检查来判断恢复情况。

如果术后有持续肿胀、疼痛，并且不断加重，或者还是有交锁、弹响等症状，应及时到医生处就诊以查明原因。

人工关节置换：让你从轮椅上站起来

人工关节置换，通俗而言是"换关节"。

关节置换手术是骨关节炎治疗的"终极手段"，它能彻底解决关节炎患者几乎所有的困扰，如关节疼痛、软骨磨损、关节炎症和关节畸形导致的伸屈困难等。

过去只能依赖拐杖行走，甚至失去行走能力的患者，通过人工关节置换，能够像正常人一样行走，大大改善了患者的生活质量。

越是老年人，越应该及时换关节

但不少患者，特别是老年患者，一听说要开刀治疗，就退避三舍，"活了一辈子没做过手术，人老了还动这么大手术？"

实际上，人工关节在临床上的成功应用已有近 50 年历史，材料和设计不断改进，手术和康复技术不断完善，国内手术成功率已经超过 99%。

而且，越是老年患者，越应该在出现严重骨关节疾病前及时手术，并且早日下床活动。否则，长期卧床不仅使关节功能完全丧失，还会引发内脏疾病，如脑血栓、心脏病等。

这些情况，该换关节了

（1）关节疼痛时间较长（超过 6 个月），排除了结核、肿瘤等其他因素导致的关节疼痛。

（2）经过药物等治疗，症状无改善。

（3）腿外形已经出现了改变，如出现内翻或外翻，腿不能伸直或屈曲。

（4）年龄大于 60 岁。

膝关节置换,何需锯骨

有的膝骨关节炎患者一听说换关节,就想到是要锯断自己的大腿骨头,换上新的关节,吓得连连摇头。

事实上,膝关节置换只是把患者原本破损严重的关节软骨完全剥离掉,用人工的假体来取代,骨头跟假体之间有骨水泥固定。除此之外,患者的整个关节结构还是自己的。

当然,剥离软骨的过程中,多少都会损伤到部分骨质,但绝对不需要大幅度地锯断骨头。

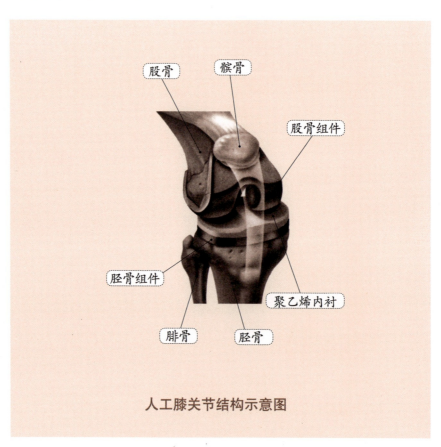

人工膝关节结构示意图

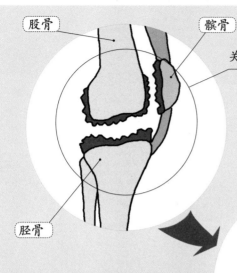

- 股骨
- 髌骨
- 胫骨

关节软骨破坏，几乎完全消失。

削除残留的软骨，将变形的骨表面切除。

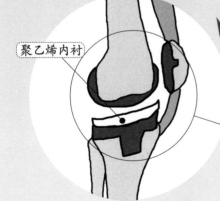

- 聚乙烯内衬

将关节假体植入，用骨水泥固定，在关节假体之间插入聚乙烯内衬作为缓冲片。

人工膝关节置换

换关节，您还想知道的

人工关节的效果如何？

答：膝骨关节炎的患者，进展到一定程度，疼痛、行走不便、活动受限，有时诸如捡起地上的一张纸巾这样的小动作也难做到。当其他的治疗方法已无法取得疗效时，成功置换人工膝关节后，很多患者可负重步行，甚至跑步，对他们的生活质量会有很大的提高。

人工关节能用多少年？

答：以往由于材料技术水平的限制，人工关节寿命有限。但使用这种材料，很多文献报道，95%的人仍可用到25年。目前由于材料学的进步，人工关节的设计寿命可延长至30年，甚至50年以上。

一定要等到60岁才能换关节吗？

答：以往因为人工关节寿命有限，太年轻的人换人工关节可能意味着这生需要再做一次手术更换年久的人工关节，所以建议60岁以后进行人工关节转换。

如今，随着人工关节寿命的延长，人们对生活质量的要求越来越高，进行人工关节置换的年龄不再有绝对的限制。如果年轻的时候生活质量很差，就指望60岁以后生活质量好起来？为什么不让生活质量早点好起来呢？

年纪太大了，还值得做手术吗？

答：年纪越大，越需要运动，良好的关节功能是内脏器官功能良好运作的基础。活动减少可以导致骨质疏松、肺炎、静脉血栓等各种不良并发症。

在南方医科大学南方医院关节外科,有给多名百岁老人成功换关节的案例。

人工关节置换术的费用大概多少?

答:最便宜的人工关节约 1 万 ~2 万元,根据材料及设计的不同,也有 3 万 ~8 万元的人工关节,可根据年龄、经济条件及对功能的要求进行选择。

另外,除了人工关节的费用外,患者还需要准备 2 万 ~2.5 万元的综合治疗费用(包括药费、住院费、麻醉费、输血费等其他费用)。

人工关节置换痛吗?

答:人工关节置换术后疼痛一般较为剧烈,尤其是膝关节置换术后。

但随着骨科医师、麻醉医师对骨科手术围手术期镇痛认识的提高以及疼痛管理方法的改进,现在可以使得关节置换术后的疼痛下降 90%,实现真正的"无痛关节置换"。

生活中如何保养人工膝关节?

答:尽管假体材料越来越先进,但人工关节术后,更要爱护关节。

手术后患者完全可以正常走路、跑步甚至锻炼,但不主张做太剧烈的运动。患者要时刻记住它不是生理关节,使用不当会造成关节脱位,假体机械磨损和松动,缩短关节的使用寿命。

另外,做了人工关节置换术后,要特别注意定期复查,一般每年复查一次。若出现关节的特殊情况,则随时就诊。

"无痛"关节置换

人工关节置换术的要点

手术年龄:不受限制
手术时间:1小时左右
住院时间:7～10天
手术费用:5～12万

疼痛是什么?世界卫生组织和国际疼痛研究协会给疼痛的定义是:"疼痛是组织损伤或潜在组织损伤所引起的不愉快感觉和情感体验。"它是继血压、体温、呼吸、脉搏之后的第五生命体征,消除疼痛是患者的基本权利。

关节置换手术作为20世纪最成功的手术之一,手术的目的就是要消除患者的疼痛,恢复关节的功能,是治疗终末期关节疾病最有效的治疗手段。

但手术就有可能疼痛,术后还要进行功能锻炼,如何做一个少痛,甚至"无痛"的关节置换手术呢?

首先,手术前超前镇痛。在手术前,手术医生会同麻醉科医生对患者进行全面评估,拟定全面的手术镇痛方案。根据患者的个体状况,给予手术前超前镇痛药物,应用这些药物的目的是减轻患者被关节疾病疼痛折磨导致的超敏反应,在手术疼痛产生之前就给药,提高患者对疼痛的痛阈,降低患者对疼痛的反应。并且在相应的初步麻醉起效后,再进行导尿等一些有创操作,进一步减轻患者的不适。

其次,术中微创操作,提高手术质量,缩短手术时间。微创并不仅指手术切口的大小，而是将微创的理念贯穿于手术整个过程，保护该关节周围相应的肌肉、韧带、血管、神经，尽量在人体构造中天然存在的间隙操作，应用相关的器械在关节囊内操作，熟练、准确地应用手术工具，保证质量并且尽量在短时间内完成关节置换。

在关闭手术切口的时候，可以配合应用一些局部麻醉药物进行局部阻滞和神经阻滞，让患者在全身麻醉结束后不会迅速产生疼痛刺激。

再者是自控式止痛泵的应用。通过应用放置一些静脉的或者神经阻滞的止痛泵，让患者自己来控制药物的应用，患者觉得疼痛了，就可以按一下控制装置，给自己用一点药物，可以达到随时控制，随时应用，随时起效。在药物的选择方面，可以进行多种药物的优化组合，既能够达到止痛效果，又能防止一些如呕吐、成瘾等并发症的发生。

最后，术后恰当功能锻炼，积极恢复，需要时进一步配合药物。关节置换后，患者要积极配合医生进行恰当的功能锻炼，消除肢体肿胀，减少血栓形成。若在功能恢复期，患者仍然有疼痛，可以适度减少锻炼幅度，再配合一些药物治疗，达到"无痛"关节置换，少痛功能锻炼。

总之，多模式镇痛、联合镇痛将为行关节置换手术的患者带来更多福音。

漫画"换关节"

"右膝关节越来越痛了,简直不能挪步!"

"将左裤管向上一挽,露出膝关节,膝关节当中有条长长的疤痕。""我换了个人工膝关节,已经把拐杖扔了!"

"我想都一把年纪了,就别折腾了。"

唐先生

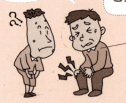
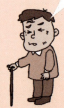

用手指点着老朋友的脑门批评"此迂腐之论也。""年轻人好好的,要换什么关节?这手术本来就是给老年人设计的。"
"人要活着,就要动。活着不能动,生活有什么意思?再说,人要不活动,吃不香,睡不熟,成天躺在床上,脑血栓、心脏病、大便秘结、尿路结石……各种病一股脑儿跟着来。"

"可这人工关节费用不低啊。"

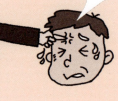

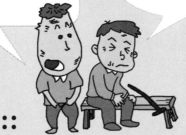

"你呀,莫非真糊涂了不会算账?""比起换肾、换肝来,换人工关节的花费最小。关节不痛了,站立行走功能改善了,想去哪儿就去哪儿。人老时间不多了,也要尽量让生活过得舒心快活啊!"

我想换膝关节要去掉很多骨头,损伤一定不小吧?

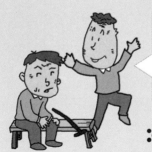

手术时只是像削苹果皮一样去掉膝关节表面坏掉的关节软骨,其他的并不动。手术后才几个小时,我就下地了。后来,拄着双拐练习走路,练了3个多月,现在你看,活动自如吧。

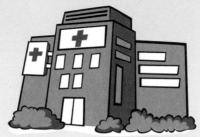

第二天,唐先生准备去住院做人工膝关节置换手术了。

治疗篇 怎么治,才最好

这些用药陷阱你别入

PART 7 ▶ 这些用药陷阱你别入

药物除骨刺？忽悠！

说起骨关节炎，老百姓喜欢说"骨质增生、骨刺"。

治疗骨质增生的药物一直是医疗广告主角，无论电视还是报纸，经常有"专治骨质增生""迅速消除骨刺"的药物广告。但是增生出来的骨刺真的能被药物消除吗？

骨质增生是关节恢复新的受力平衡的一种自我保护机制，是一种生理现象。当关节新的力学平衡建立后，骨质增生自然会停止。

增生的骨质本身不需要治疗，但由于骨质增生同时存在软骨、滑膜、肌肉、肌腱等多种组织病变，有关节疼痛和肿胀、关节功能障碍等临床症状的患者，需要进行止痛甚至手术治疗。

有许多广告标榜服药或者贴膏药可以去除骨刺，这纯属无稽之谈。现代医学的研究证明，增生的骨质和正常骨质的结构以及成分是一样的，如果药物能使骨刺消失，一定也会使正常骨头消失。目前尚无有效的药物能够去除骨刺。

慎用境外药物

门诊案例

65岁的张大妈，2年前膝关节疼痛，上下楼梯疼得尤其厉害，在医院诊断"膝骨关节炎"，由于关节退变程度和症状较轻，医生开了抗炎镇痛药，嘱咐她定期复查。如果退变和疼痛严重了再考虑做手术置换人工关节。

张大妈的儿子很孝顺，听说母亲患上膝骨关节炎，就托人买了好几瓶名叫"强骨力"的胶囊和药丸。盒子上都是繁体字和英文，看上去既神秘又高级，张大妈没再吃医生开的药。

进口药还真管用，几粒下去，膝盖立马不痛了，比医生开的药起效更快，持续的时间更长。张大妈非常高兴，吃完药感觉特别精神，脸也渐渐变得圆圆胖胖的，更有"福相"，逢人就夸她的孝顺儿子。

内藏一把隐形的刀

好景不长。一年以后，张大妈膝盖疼痛又逐渐加重，髋部也开始疼痛，比膝盖疼得还厉害，吃进口药也不再管用了，于是又回到医院。

复查结果显示，膝关节退变加重，还出现了新问题：股骨头坏死，股骨头塌陷变扁，失去了正常形态。这种程度已经属于不可逆期，除了做髋关节置换没有别的确切治疗办法了。

原来，这"强骨力"的进口药中含有糖皮质激素地塞米松。

张大妈这样的情形在临床上并不少见，很多境外治疗关节疼痛的药物含有糖皮质激素，她的股骨头坏死，虚胖的面容，都是激素导致的副作用。

激素三特点：见效快，副作用大，便宜

糖皮质激素就是平时老百姓称的"激素"。糖皮质激素对免疫系统用有强大的抑制作用，非特异性地减轻几乎所有炎症，起效迅速，疗效确切。

然而，糖皮质激素有严重的副反应，例如股骨头坏死、骨质疏松、消化性溃疡、糖脂代谢紊乱等。更可怕的是，糖皮质激素抑制炎症是通过抑制免疫系统功能来实现的，在减轻疼痛症状的同时，也降低了机体的防御功能，使人容易发生严重的感染，危及生命。

除了见效快和副作用大之外，糖皮质激素还有第三个特点：便宜！

治疗骨关节炎常用的抗炎药塞来昔布，一天吃一到两片，一粒八块多；而激素氢化可的松一片只要两毛钱，地塞米松一片更是只要几分钱，比塞来昔布便宜近一百倍。

于是不少不法药商，利用中国民众对外国货的迷信，用价格低廉、作用猛烈的激素制成骨关节炎的药物，在说明书上隐瞒了真实药物成分，坑害了无数像张大妈这样的患者。

小结

(1) 膝骨关节炎给患者带来的最大苦恼,就是"痛"。规范的治疗,可以减轻或消除患者的疼痛,改善关节功能,提高患者的生活质量。

(2) 膝骨关节炎的治疗原则:非药物与药物治疗相结合,必要时手术治疗。

(3) 患上膝骨关节炎,要懂得保养,关节要省着点用。

(4) 止痛药,首选非甾体类抗炎镇痛药,但要注意使用该类药对心、胃、肾的不良反应。

(5) 软骨保护剂如氨糖与硫酸软骨素的效果备受争议。建议早期骨关节炎患者酌情联合使用氨糖和硫酸软骨素。

(6) 激素封闭疗法可快速止痛,但不能长期多次使用。

(7) 关节内注射透明质酸钠,不是人人适宜。越早注射效果越好。

(8) 关节镜治疗膝骨关节炎疗效因人而异,但对取出游离体效果十分显著。

(9) 关节置换手术是膝骨关节炎治疗的终极手段,它能彻底解决关节炎患者几乎所有的困扰。

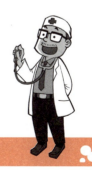

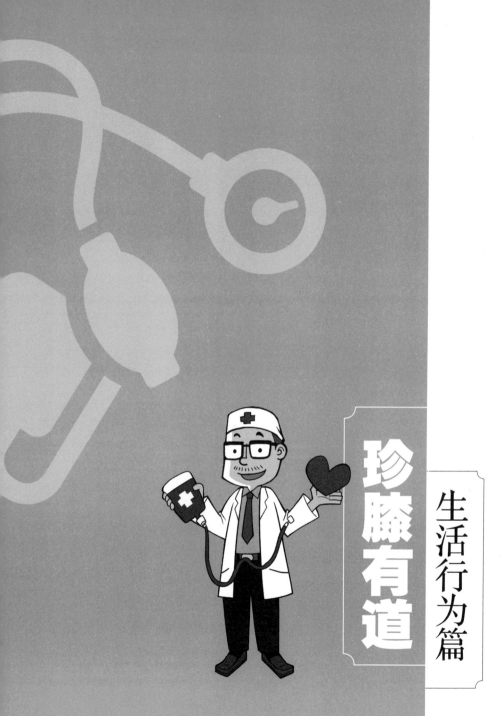

珍膝有道 生活行为篇

PART 1 ▶ 非药物治疗：最好的处方

对于膝关节已经发生了退行性骨关节炎的人来说，延缓或阻断关节炎的进展是最重要的，也是其治疗的目的。

事实上，膝骨关节炎从一开始的轻微病变，发展到后来的关节面严重破坏，会有一个比较长的过程。早期的骨关节炎，患者如果能及时得到合理的治疗，病情是可以不继续加重的。

位于金字塔模式最底层的非药物治疗，是膝骨关节炎最基本的治疗，有人甚至称之为膝骨关节炎"最好的处方"。

非药物治疗，包括合理运动、改善生活习惯、控制体重、理疗等方面，如同关节的"保养措施"。

关节要省着点用，这可以说是对非药物治疗的总体概括。

因此，对于没有关节退化的人来说，非药物治疗可以延长关节的使用寿命；对于病情较轻的早期阶段，非药物治疗是首选的治疗方式（也就是可不需要药物）；症状重一些的患者，也要在非药物治疗的基础上，再配合药物或其他治疗。

PART 2 ▶
疼痛时的自我应对

膝骨关节炎疼痛时可分为急性和慢性两种。两者的处理方法不一样。

急性期时,要通过休息、冰敷等方法缓解疼痛。症状缓解后,再开始进行热敷、理疗等方法改善症状。

米饭疗法处理急性关节疼痛

膝关节不好的人,如果突然出现膝关节疼痛,并有肿胀、发热的症状,可能是关节过度劳损,或是关节扭伤了。此时要用"米饭疗法"来处理。

这种治疗包括四个步骤,根据其英文单词的第一个字母缩写成"RICE"(米饭),这四个步骤实际上就是休息、冰敷、固定和抬高。

(1) R(rest):代表休息。休息是关键,应立即停止行走、运动或劳动等活动。

(2) I(ice):代表冰敷。冰敷使毛细血管收缩,以减少出血或渗出,从而减轻肿胀和疼痛,受伤后越早进行越好。

方法是,取冰水浸透的毛巾敷在受伤处,3分钟左右更换1次。也可将冰块、冰水装入塑料袋中直接进行外敷,每次20～30分钟。

(3) C(compression):代表加压包扎。冷敷时或冷敷后,可用弹性绷带固定住受伤膝盖。也可用弹性的护膝。药店均可购买。一来可增加膝关节的稳定性,二来可以利用弹性回缩,减轻肿胀。

方法：膝盖受伤后 1 周内尽量一直佩戴弹力绷带；每隔 24 小时松开 1 小时，给它一个间歇期；佩戴 10 天后间歇佩戴，睡觉时不戴，活动时戴。一直戴到完全不痛为止。

(4) E（elevation）：代表抬高。取坐位或卧位，同时可用枕头、被褥或衣物、背包等，把膝部垫高，以利静脉回流，减轻肿胀和疼痛。

热敷、按摩、理疗，对付慢性疼痛

当肿胀、发热、疼痛缓解后，疼痛转为慢性。可以进行热敷、按摩、理疗等，改善症状。

热敷：可以用热水袋、热毛巾等对膝关节采取热敷，改善局部血液循环，促进组织新陈代谢。

按摩：按摩膝盖，每次 15~20 分钟，每日 1 次或隔日 1 次。

理疗：红外线理疗仪作用于皮肤后，大部分能量会被吸收并转化为热能，引起皮温升高，这样一方面能使血管平滑松弛，血管扩张，血液循环加强，另一方面，能增强新陈代谢。因此，照射红外线有一定的消炎、退肿作用。血液循环的改善、水肿的消退，都能减轻神经末梢的化学和机械刺激，从而达到缓解疼痛的目的。

要注意的是，红外线照射的时间不宜过长，每次持续 20~30 分钟即可，照射过程中，注意别靠太近或不慎睡着，以免引起烫伤。

PART 3 ▶ 运动：可治病，也可致病

合理运动对膝骨关节炎患者来说，至关重要。

但患者对运动有着截然相反的态度。

有的患者因为关节疼痛，同时担心活动会磨坏已有损伤的关节，而采取少动，甚至长时间卧床的对策。

有些患者认为，关节不灵活，更要多锻炼。只有多运动才能把僵硬的关节活动开，于是咬着牙运动。更有甚者，越疼越锻炼。

这两种态度均不可取，骨关节炎患者需要运动，但应适当。

运动可以使关节周围的肌肉、肌腱、韧带强壮有弹性，支撑并维持关节稳定。

不运动，肌肉关节会变得僵硬。而且，关节中的软骨本身并无血管，它是借助于运动获得关节液的润滑及营养的。

所以，适当的运动是不可或缺的。

怎样的运动，才算适当

"适当"有两重含义：一是选择恰当的运动方式；二是要有适当的运动量。

比如游泳、散步、仰卧直腿抬高、抗阻力训练，以及不负重位关节的屈伸运动等，就适合膝骨关节炎患者；而上下楼梯、爬山、下蹲起立、打太极拳等，容易加重软骨磨损的运动，就不适合进行。

适当的运动量的标准是：以休息两个小时后不觉得过分疲累，或者第二天醒来不会出现肿胀、疼痛即为适当。

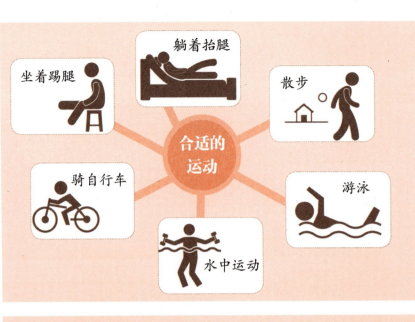

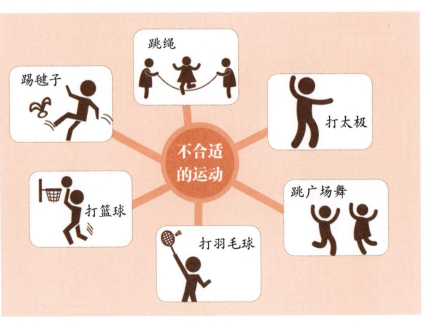

做做"关节保健操"

眼睛累了可以做眼保健操,关节有问题了能不能也做保健操呀?

针对膝骨关节炎的保健操,实际上是为了使与关节有关的肌肉得到锻炼,保持和改善关节的活动,增强其稳定性,以减小对关节软骨的压力和损耗。

做康复操,加强肌肉锻炼,对关节保健很有好处。

球形按摩

取坐位,将双手叠放至一侧膝关节上,旋转按摩3分钟,然后换另一侧,时间相同,每天3次。

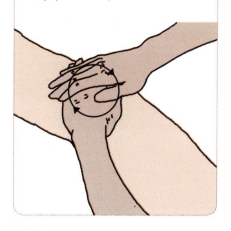

甩脚运动

在无负重的情况下,手扶支撑物,两脚轮流做前后甩动的动作,每次共甩3分钟,每天5次。

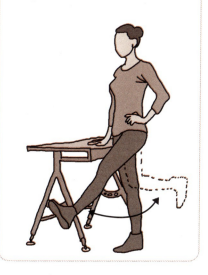

钩绷脚

平躺在床上，伸直双腿，双脚踝自然放松，然后做背伸动作(即脚背向上翘的动作)，达到最大限度。

然后从最大背伸状态开始做跖屈(即脚背往下压的动作)，同样要达到最大限度。

反复进行 20~30 组/次，每天 3~5 次。

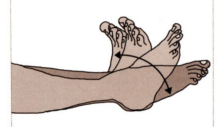

坐着踢腿

坐在比膝盖高度略低 2 厘米、有靠背的椅子上，膝关节自然地靠在椅子边缘，然后踢起小腿，尽量使膝盖伸直，维持 10 秒钟，再换另一条腿。每日 3 次以上，每次 20 下。

1~2 周后，可在脚踝处绑上沙包加强训练，重量可逐渐增加，以不使症状恶化为原则。

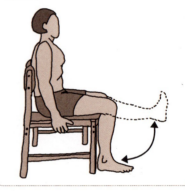

躺着抬腿

平躺着的时候，膝关节所承受的压力接近于 0。先抬高一侧大腿，使之与床面呈 30 度角左右，膝盖尽量伸直，维持这个姿势约 10 秒钟，再换另一条腿。

每日 3 次以上，每次 20 下。

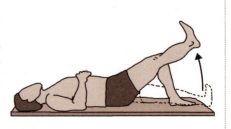

靠墙半蹲

靠墙站立,膝、髋关节弯曲不小于90度,做半蹲状,坚持10秒钟后站起,休息片刻再下蹲,每10~20次为1组。

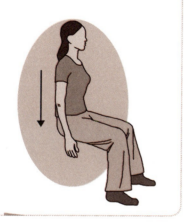

下肢关节主动屈伸

仰卧,一侧下肢伸直,另一侧下肢屈膝屈髋,使大腿尽量靠近胸部,然后交替练习另一侧下肢。

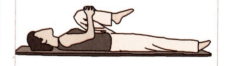

跳"带操",去膝痛

肌力练习有助于预防膝痛。训练除了前面谈到的坐着踢腿、躺着抬腿外,如果能使用弹力训练带,给训练增加一定难度,则效果更好。

弹力训练带是一种特殊的功能训练工具,能够在康复和健身训练中,有效地增强肌肉力量和提高身体的灵活性,并可方便地固定于身体不同部位进行练习,属于渐进式训练(逐渐增加训练难度的一种训练方式)系统。

训练的难度和阻力的大小,可以随使用者情况的不同而调整。相比于普通的负重训练,弹性阻力训练可将训练时关节承受的压力降至最低,并能较好地避免其他部位的损伤。

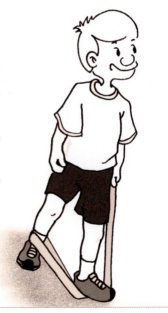

站位髋外展(侧踢腿)训练

训练带双折,一侧脚踩住带子的中部,形成封闭环,同侧手抓握训练带,训练侧踝部套入环中。

保持膝部挺直,向外踢腿6秒,然后放松。

注意:保持背部挺直,勿倾斜(以下同)。

站位屈膝（高抬腿）训练

抗阻力缓慢屈膝抬腿，向上拉动训练带；保持6秒，然后慢慢还原。

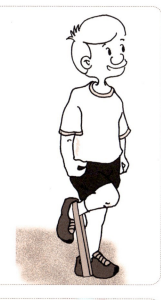

抗阻半蹲训练

双脚踩住训练带，双手分别置于身体两侧，并抓握训练带两端，训练带长度应在肘部伸直时保持紧张为最佳。

训练时，肘部伸直，慢慢弯曲膝部，并使身体轻微前倾；保持6秒，慢慢还原回初始位置。

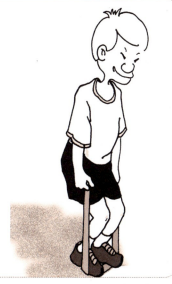

散步，膝骨关节炎患者的最佳运动

平地散步是简单易行、节律性的运动，是骨关节炎患者的最佳选择之一。

如今，随着智能手机、智能手环的流行，微信"晒步"滋生了一批"晒步狂人"。有人日行几万步，甚至忍痛走，就为争冠军宝座。

但走路不宜持续走太久。觉得膝盖不舒服时，应立即休息，休息是为了走更长远的路。

散步也有科学攻略。

攻略一：每分钟百步走，出点汗

走路是除游泳之外对关节损伤最小的运动。任何年龄的人，只要身体允许，都可以走路。

普通的走路也是健身，但走完后一点汗都不出（天热出汗除外），健身效果就不理想了。

因此，建议大家快步走（每分钟90～120步），且不少于30分钟，微微出汗即可。这个步行量有利于增加骨骼、肌肉的强度，使人的关节灵活；还能锻炼心肺功能，增强心脏泵血及肺部吸入氧气的能力。

> **Tips**
>
> 老年人无论是散步或做其他运动，只要身体微微出汗、手脚有点酸即可，不宜过于疲劳。
>
> 我们还可以根据心率的变化来判断运动的强度。对于老年人，运动时的心率应为170与年龄之差。例如，如果你今年60岁，运动时的心率就应该是170-60=110次/分钟。

攻略二：平地走，别上下坡

即便是平地走路,对膝关节也有一定程度的磨损。如果你已经步入中年,坡度大的上下坡路,还有楼梯,尽量少爬。

攻略三：换双鞋，再来拼步

穿高跟鞋走路,美则美矣,但走路太多,双脚受力不均,前脚掌分摊的重量太多,走多了会疲劳、疼痛。长期如此,会引起足底筋膜炎,甚至脚趾处关节的骨关节炎。

走路健身,穿徒步鞋当然最好,但要想经济又省事,运动鞋也可以,也能起到减少振动、保护关节的作用。

攻略四：忍痛走，不如去游泳

若下肢关节疼痛,就别惦记着走路健身了。

有人认为忍痛锻炼效果更好,这是误解,除非在医生指导下做康复训练。忍痛走路对关节没好处,尤其是老年人关节本身就有些问题,忍痛走路关节磨损得就更厉害,症状会加重。

关节疼痛又想锻炼,可以游泳。哪怕不会游泳,在水里走路也能达到锻炼的效果,这时关节在没有负荷的状态下运动,不易受损。

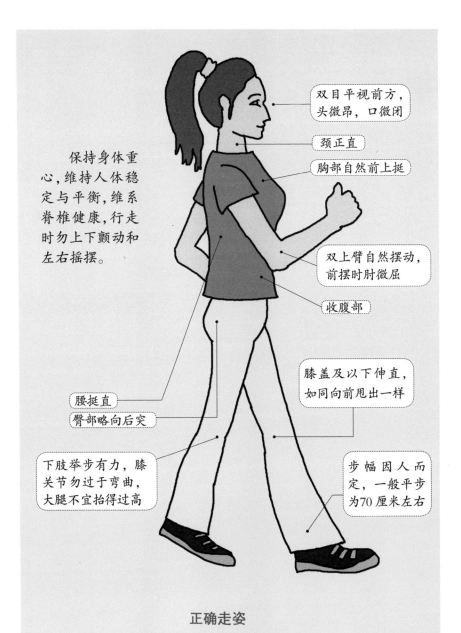

正确走姿

水中运动，减轻关节负重

对于膝盖骨关节炎患者来说，游泳无疑是压力较小的运动。游泳时，人体漂浮在水中，关节所承受的压力大大减少，水的作用力还可对关节起到类似"按摩"的效果。

如果你是"旱鸭子"，也不要紧，可站立在水中适当做些运动，。例如在水中走路，对关节特别好，因为身体在水中的浮力，可以减轻关节压力。当人在齐胸的水中行走时，膝关节所受的压力只有体重的十分之一。

除此之外，游泳、水中行走时，肢体的肌肉在对抗水流阻力过程中，能得到有力的训练。

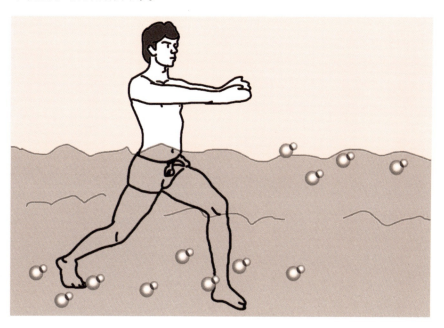

准备运动，从头到脚

准备活动，是所有健身运动都必须进行的第一步。

在泳池边上，从上到下活动所有关节；切忌快速转动，每一个动作在最大位移处至少停3秒。

颈部前屈、后仰；眼向前看，左右歪头；头从左、从右转向后；肩关节绕环，随腰部向左右拉伸；膝关节半蹲位，腕、踝关节缓慢转动数次。原地跳跃十余次。

活动5～10分钟，让全身发热，关节韧带活动开。

下水之前，先用温度较低的水淋浴，并用池水拍湿胸脯和大腿，缓慢下到水中，以适应水温。

运动结束后，可用较热的水冲，让皮肤血管扩张，散发体热。

水深选择，从腰到胸

开始时，从水深与腰齐平处下水。经过数次运动后，水性熟悉一些，水深可以齐胸部乳头水平，这样对胸部压力加大，效果会更好。

人体在水中，胸部受压变小，腹部增大。这是因为水压较大，迫使我们改变平静时胸式呼吸为腹式呼吸。下水后，人们就不得不使劲吸气，与呼吸有关的肌肉都得到锻炼。

水中行走

(1) 开始面向池壁，手扶池边，向左、右侧各走10步，"大步走"10趟；

(2) 左手扶池边，向前走、向后倒退各10步，走10趟，后换右手重复上述动作；

(3) 依然手扶池边"抬腿走"，这时要将大腿抬起，与上身成直角，然后尽量向前跨步走10步，转过身来再向前走。

水感自如以后，可以不扶池壁重复以上动作，走25～50米并可以加速。

初期在水中 10 ~ 15 分钟，可以回到陆地上休息 5 分钟，再回到水里活动 10 ~ 15 分钟，以免气短头晕。

水中跑步

比上述"抬腿走"要快一些，动作类似。

不会游泳的人，容易失去平衡扑倒水中，因此，可以用救生圈放在腰间，或带上平衡划水掌（类似于脚蹼但戴在手掌上）。

在专业教练员的辅导下，集体水中走跑比较安全且更有效。

Tips

（1）如果膝关节有问题，尽量别游蛙泳。蛙泳腿部动作比较复杂，容易造成膝关节损伤。

（2）水温不宜过凉，寒冷都是诱发疼痛的一个重要因素。比较适宜的水温是 27~30 摄氏度。建议患者最好在天气暖和的时间游泳，或选择室内恒温泳池。

要治病，还可"水疗"

普通的游泳锻炼，最多只能缓解病痛，起到辅助治疗的作用。若要真正得到明确的治疗效果，需要进行水疗。

临床上的"水疗"，不同于宾馆"水疗中心"里的按摩推拿。它必须在专业康复治疗师的指导下，使用专业的水疗设备进行。

水里的浮力，减少了患者活动肢体时的阻力。在陆上有很大运动障碍的患者，到水里觉得自己能动了，会很有信心。

目前在国内开展水疗的医院不多。可到医院康复科，咨询是否有相关服务。

○中风后偏瘫的患者，可在一种带有遥控升降设备的"哈伯特水疗槽"里进行功能训练。这种水疗槽有点像"8"字形的大浴缸，可喷射水流、制造气泡等，刺激患者肢体。治疗师还会指引他们练习翻身、伸髋等动作。

○一些膝骨关节炎、腰椎间盘突出症或坐骨神经痛的患者，也可以在"步行浴槽"里训练。"步行浴槽"看上去像个大鱼缸，患者进入槽中，可步行或站立负重。

○类风湿病、脊柱侧弯、骨折、烧伤等患者，也适合进行水疗。

爬山，膝关节很受伤

爬山是不少人热衷的运动，不仅能锻炼身体，还可以呼吸新鲜的空气，疏解烦闷。

可是，不少骨科专家却说：爬山是最笨的运动！

依据是——爬山会对膝盖造成损伤，而这损伤甚至是不可逆的。

原来，膝关节在爬山时，所承受的压力是体重的3倍，下山时，所承受的压力是体重的4倍。举个例子，一个60千克重的人，当站着时，膝盖的负重是60千克左右；而当爬山时，膝盖的负重是180千克！下山时，膝关节要承受240千克的压力。

此外，爬山下坡时，这样的冲击会进一步加重膝关节负担。

中老年人，不要突然频繁爬山

很多以前没有爬山经验的人，退休后天天爬山，有些人仅在半年后，关节就受不了了，开始出现疼痛症状。

这是因为，45岁之后，软骨已经走下坡路了，即使没有症状，膝关节实际已经出现退行性病变了。若此时突然开始高频率地爬山爬楼，会直接导致关节软骨退化加快。

因此，如果从前持续爬山锻炼，继续爬山问题不太大。最忌讳的是，中老年朋友突然高频率爬山。

而对于已有关节疼痛的膝骨关节炎患者来说，爬山是最笨的运动。

那如果一定要爬山的话，怎么做可以保护膝关节呢？

爬山前搓搓膝盖

虽然爬山让膝盖"鸭梨山大"，但偶尔爬爬山也不是完全不可以，记住以下几点：

(1) 爬山前，搓一搓膝盖下缘，以促进关节润滑液的分泌。

(2) 爬山前应热热身，原地小跑 5~10 分钟或做一下伸展，让关节、肌肉、韧带等得到良好的预热。

(3) 60 千克的人，别背 15 千克以上的包。一般情况下，负重不要超过体重的四分之一，即使是特殊情况，也尽量不要超过体重的三分之一。

(4) 不宜长时间爬山，一般爬 10 分钟左右就要让膝关节休息一会儿。

45岁后,尽量别踢毽子

踢毽子娱乐性强,属于全身配合性的运动,对心脏功能、呼吸系统均有益,但它对膝盖的损伤却比较大。对四十五岁以上的中老年人而言,不是一项非常好的运动。

站立的腿易受伤

踢毽子时,一条腿站立,另一条腿踢毽子,膝盖会左右旋转。两条腿的膝关节均有机会受伤。临床最常见的损伤出现在站立的那条腿。

因为,人双腿站立,两个膝关节承受上半身所有的重量,踢毽子时,一条腿离地,负重腿的膝关节独自承担了这些重力。加上踢毽子时,站立负重的腿也会相应移动旋转,使得全身作用力增加,因此,站立的腿易受伤。

而踢毽子的腿,同样有可能受伤。人的膝关节习惯做前后屈伸动作,并不擅长踢毽子时的左右两侧旋转,当踢毽子的动作幅度大、强度大时,容易损伤膝关节的韧带。

长期踢毽子,膝盖早"退休"

踢毽子易造成膝关节急性损伤,长期踢毽子是膝关节退行性病变的诱因之一。

人的膝关节功能在40岁之后走下坡路。若不注意运动方式,长期让膝关节承受过重的压力,则会使膝关节退行性病变出现的年龄提前。

踢毽子时,一条腿在运动状况下承受大重量,又做让膝盖并不擅长的左右旋转动作，容易损伤膝盖的减震装置——半月板，使两个关节面接触、磨损机会增加，同时会损伤固定膝盖的那些韧带。这是骨关节炎的发病机制之一。

痛得无法下蹲，快处理

踢毽子造成的膝关节损伤，当时可能感觉不到，在运动后的第二或第三天才会出现不适，如膝关节肿胀、疼痛、屈伸障碍，无法下蹲，蹲下去后起不来，上下楼梯动作无法连贯，得一步步往上挪，或用手扶墙壁等。

此时就要赶快处理。可有些患者以为这是运动后的正常反应，强忍疼痛，继续运动，加重了损伤。

练太极拳，先问问膝盖

太极虽好，容易练伤

太极拳已经有几百年的历史，它以往主要用来搏击以及防身等。时过境迁，如今太极拳主要用来养生了。空气清新的地方，常可以看到太极拳爱好者的身影。

可是，许多太极拳初学者，在练习太极拳一段时间之后，感觉腿部、关节疼痛。

膝盖越练越痛，原因在于不规范的动作使膝盖承受了更大的压力，膝关节在重压之下不断磨损，便出现疼痛，甚至造成软骨磨损、半月板损伤等问题。

所以，要避免受伤，达到更好的锻炼效果，太极拳拳架的准确性十分重要（需专业教练指导练习）。

膝盖痛，练拳先问医生

在练习太极拳时，膝关节最容易出问题。但大部分老年人都有不同程度的膝关节问题，练习太极拳会不会雪上加霜？

这取决于膝关节退化程度。

如果膝关节X光片显示膝关节只有轻度的骨质增生，而关节间隙正常，就可以练习太极拳。这时，在专业的教练指导下练习准确的拳架，不但不会加剧关节损伤，还可以增加膝关节的稳定性，改善下肢肌力、骨质情况和关节软骨营养，有助于缓解膝关节疼痛。

练习时，老年人要把拳架适当放高，尽量减少下肢关节的压力，尤其在跺脚、劈叉、重心转移时，要量力而为。

如果膝关节严重退化，已经发生了畸形或关节间隙狭窄，则应到医院就诊，不宜练习太极拳。

另外，患有严重的心血管疾病者，尤其是曾经发生脑中风者，由于平衡能力较差、容易摔跤，也不适合练太极，可多散步，所谓"百炼不如一走"。

泡泡温泉，耍耍太极

由于太极动作往往需要半蹲完成，相当于把膝关节不好或下肢力量不足的人直接拒之门外。利用水的浮力，能一定程度清除这个障碍。温泉太极，因此而来。

当水位达人体肚脐高度时，人的体重会减少50%，达颈部时可减少90%。相对而言，下肢的负荷小了，运动会更自如。

水中太极对负重能力下降、平衡能力较差、下肢关节损伤的人群效果最佳，适用于运动损伤、骨折、颈肩腰腿痛、关节炎、不完全性脊髓损伤、中风偏瘫、脑瘫等患者的康复。

水中太极也"挑人"

首先，医生会对患者的身体状况做专业评估。患者的肢体平衡能力必须达到2级标准以上才能做。这个2级标准，指的是患者能够不借助任何工具，独自在水中站立，并小范围行走。这样的患者，往往在地面上仍无法平稳走路。

其次，水中太极还有一个硬指标：能够在水中坚持微蹲2分钟。另一个前提条件是，患者要不畏水，并且肺活量达到1500毫升以上。

温泉太极一定要在严格控制温度的情况下才能进行。水温在35摄氏度以上，便可促进人体血液循环，缓解肌张力；但若水温太高，反而会消耗体力，加上运动，更容易造成虚脱。

此外，温泉太极必须在专业治疗师指导下进行。

膝盖痛时，叫停广场舞

广场舞，是另一项广受中老年人青睐的运动。

但是，跳广场舞也得悠着点！

广场舞最常见的损伤部位是膝关节。

跳舞造成的膝关节痛有个奇怪的规律：起初不痛，跳到第三周开始痛；跳时不痛，回家才痛。症状也基本相同：膝盖屈伸无碍，但爬楼梯时疼痛明显。

经检查，这些"广场舞大妈"普遍有膝关节软骨损伤伴滑膜炎。

中老年人本身就有关节软骨磨损，广场舞对下肢力量和稳定性又有较高要求，长时间跳，关节负担增加，就会诱发或加重关节疼痛。运动过度，滑膜会肿胀、渗液。

而且广场舞中的"快速蹲起"动作，给膝关节的负荷和冲击力很大。对已患有膝骨关节炎的患者来说，还是尽量别跳广场舞了。

致爱跑步的你

眼下,最火的运动是跑步。朋友圈里"晒"跑步,一天"刷"10千米不在话下。各地办马拉松,许多跑友就掐着时间表,全国到处跑。

跑步谁不会啊?很多人心一痒痒,穿上运动鞋,找块平地,撒开腿就开练。

可渐渐地,你发现:膝盖怎么越来越痛了?真的是"跑步百利,唯伤膝盖"吗?

跑步伤不伤膝关节,关键在于你会不会跑。

别急着定目标,必须先试跑

初跑者发生膝盖损伤的概率很高。

长时间不运动的人,突然开始跑步,膝盖关节软骨没有弹性,周围的韧带不够强韧、灵活,肌肉力量弱不足以保障运动的平衡和协调。

这时,别急着长跑,先要做适应性锻炼。可以根据个人能力,先跑几十米,膝盖有任何不适,就停下歇一歇,感觉轻松些了,再跑一小段。

也别忙着给自己订目标跑程、目标速度,只需每次比上次多跑一会儿,适应3~6个月。几个月下来,骨头坚硬了,软骨够厚且有弹性了,关节韧带韧性很好了,肌肉力量也足够了,长跑才能渐入佳境。

如果膝盖受了伤,治疗康复后,不管以前怎样,都要从头开始,重复上述适应性锻炼。

不能说跑就跑,说停就停

骤然起跑,肌肉、关节等无法迅速进入运动状态,常引起疼痛。

跑步前,应先做5~10分钟准备活动,包括转动腕关节、肩关节、颈部关节等,以及拉伸动作。

　　跑步后,也别骤然停下脚步。这时肌肉还是紧绷的,整理活动能

1.弓步拉伸
拉伸腹股沟、臀部和大腿后部肌肉,静止维持20秒。

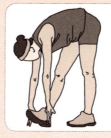

2.跟腱拉伸
拉伸小腿肌肉、阿基里斯腱。

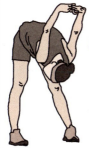

3.肩臂拉伸
拉伸肩关节韧带,静止维持20秒。

4.坐式分腿侧前驱拉伸
拉伸大腿和小腿内侧肌肉、腰侧肌肉,左右腿各静止维持20秒。

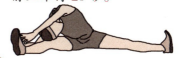

5.坐式抱腿侧拉
拉伸臀侧肌肉、大腿外侧肌肉,左右各静止维持20秒。

6.平衡单腿向后拉伸
拉伸大腿前面肌肉,静止维持20秒。

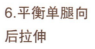
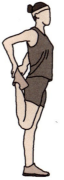

跑步前的准备活动

放松肌肉,促使乳酸排出,减轻肌肉酸痛。跑者应放慢跑速,逐渐从慢跑过渡到慢走,然后做拉伸动作,大概总共5~10分钟。

关节疼痛,马上停跑

跑步时,有些人十分有毅力,"轻伤不下火线",忍痛锻炼。可是,疼痛就是损伤的标志,一旦出现,必须暂停跑步。

膝盖处的骨头、软骨、韧带、肌肉,无论哪个部位损伤,都可表现为膝盖周围疼痛。

有些疼痛运动时发作,停止运动就消失,这并不代表损伤程度轻。有人一侧韧带断了,多年过后剧烈运动疼痛时才发现。

出现膝盖痛,应减少跑步里程,自行按摩、拉伸。一般经过2~3周的调整,疼痛会缓解,此时可进行膝关节力量训练,如静力半蹲等,帮助膝关节对抗劳损。如果膝盖痛得连走路也困难,应到医院治疗。

> **Tips**
>
> **膝关节力量训练——静力半蹲**
>
> 身体站直,抬头挺胸,双脚分开,与肩同宽,双臂平举,慢慢下蹲至大腿与小腿约呈120度,持续几十秒后站立放松,如是反复做几组。
>
> **别戴着护膝跑**
>
> "我不怕伤膝盖,因为我戴护膝跑。"有些跑友这么认为。
>
> 其实,戴护膝跑反而会制约关节的活动,是极不提倡的。
>
> 关节痛了才需要戴护膝跑。可话说回来,你不必像运动员一样拼,不舒服了就休息嘛。

选一双合适的鞋,跑得舒服,也保护关节

工欲善其事,必先利其器。要想跑得好,装备必须靓。跑步前,最

不可缺的装备自然是跑步鞋。

看看体育用品店里,每个品牌都有几种甚至十几种跑鞋,买家难免会眼花。其实,跑鞋的分类并不难,从功能和用途来讲,一般分为以下几种:

慢跑鞋:鞋底缓冲能力较强,注重保护,避免运动伤害。特点是功能全,保护完善。

马拉松鞋:最主要的特点就是轻,鞋底也很薄,跑起来更省力。但是保护性能差,缓冲没有慢跑鞋好,对关节的保护较弱,不适合日常慢跑,是竞技鞋。

越野跑鞋:鞋底较厚,自重量较重,沟槽较深,脚感比较硬,适合在土地、林间等自然地面上跑步时穿着,不适合马路等平坦或者路面较好的情况。

可以根据你本身的运动项目或者个人需求来选鞋。普通跑步者只是日常跑跑步锻炼身体,主要用到的是慢跑鞋;如果参加长距离或马拉松比赛,就要穿马拉松鞋。

先量足形,再选鞋

选跑鞋时,对于普通跑步者来说,最重要的是足形。

足形,是根据足弓的高低来分的。根据足弓的高低,人的足形大致上可以分为:正常弓足、高弓足和扁平足。

想知道自己的足弓属于哪一类型,可用"湿脚测试法",即用潮湿的脚踩在干燥的地板或牛皮纸上,然后观察脚留下的印记。

扁平足即足弓相对塌陷,导致足弓的缓冲能力不够。这样的话,就需要缓冲能力相对好一点的跑鞋。

高弓足就是足弓相对比较高,就要选择以稳定为主的跑鞋。而老年人,更多的应注重防滑。

另外,从鞋子的磨损情况亦可以观察出足弓的情况。

正常足弓的人士,鞋底磨损一般出现在后跟外侧;低足弓人士鞋跟内侧磨损会较严重;高弓足则是外侧磨损较明显。

湿脚测试法

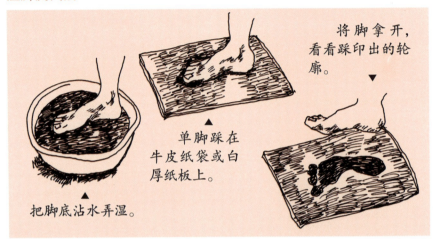

将脚拿开,看看踩印出的轮廓。

单脚踩在牛皮纸袋或白厚纸板上。

把脚底沾水弄湿。

足形对比

高弓足:纵弓高,且弹性不良。足印仅显示足跟和前脚掌,中间的间隙是纵弓。

正常足:足弓发育良好。有明显的中等尺寸的印记连接足印的后足和前足。

低弓足:纵弓很低,灵活性高。足印中连接前足和后足的印记明显。

扁平足:扁平足的所有足弓都已沉降,因此它们无法再起到分散外力冲击的作用。足印内侧只有极小的空心部分,或没有空心部分。

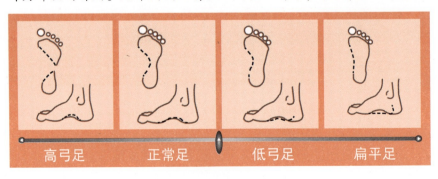

高弓足　　正常足　　低弓足　　扁平足

Tips

(1) 不要穿专项鞋去跑步,比如篮球鞋、足球鞋、网球鞋、羽毛球鞋等。因为这些鞋子本身的结构不一样,适合的场地不一样。

(2) 帆布鞋,日常走路穿没问题,但不建议运动时穿。

正确的跑姿

正确的跑步姿势,可以避免运动损伤,节约体能,跑得更久更长。

★身体整体略前倾

跑步时,应目视正前方,身体整体微微前倾。不要含胸弓背,也不要身体过度前倾、后仰,会导致胸腹部或腰背部过度紧张。

★前后摆臂,不要左右摆臂

前摆时,手臂稍往内偏,后摆时,手臂在腰两侧平行后摆;切忌左右摆臂,前摆时,手不要过身体正面的中轴线;肘关节约呈直角;手臂应保持在体侧,若手臂距离身体太远,身体容易摇晃,导致腰肌劳损。

★双肩放松

双肩自然下垂,避免耸肩,以致肩部肌肉疲劳。

★三步一呼、三步一吸

呼吸节奏,应与跑步节奏相协调。建议初跑者保持"三步一呼、三步一吸"的节律。用口鼻共同呼吸,深深吸一口气,让氧气充分进入身体,然后缓慢地往外呼气,一呼一吸要缓和。

★半握拳或手掌张开

避免紧握拳头,以免前臂筋肉紧绷。

★小步跑

步伐太大,需要大腿的股四头肌提供更大的力量支持。这会使初跑者坚持不了很长的距离,呼吸也跟不上。

★ 着地时，膝盖缓冲弯曲后尽量蹬直

脚落地的那一瞬间，地面的反弹力量会作用到膝盖。如果始终屈膝跑，地面的反弹力会直接击中膝关节。如果弯曲缓冲后，膝盖有个稍微蹬直的过程，那么力量传导上来后，就会逐渐向上延伸、变小，这样对膝关节的损伤会大大减少。

★ 前脚掌先着地

长跑时，有两种比较科学的落地方法，一是全脚掌落地，二是先用前脚掌着地，然后迅速过渡到后脚掌着地。这两种方法，都能很好地起到减震作用。因为正常人的前脚掌由脚趾和指根处的小肉垫组成，有一定的弹性和减震功能。长期用脚后跟先着地，会造成阿基里斯腱、膝关节、腰肌损伤。

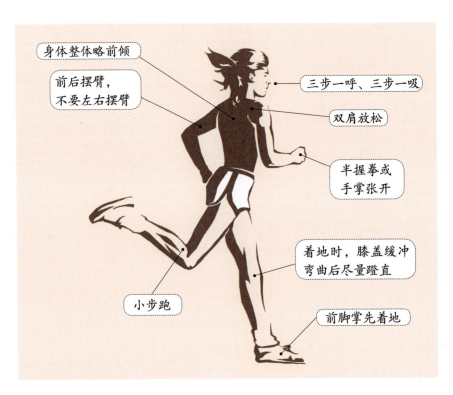

PART 4 ▶
善用辅具，保护膝关节

老人扶拐不丢面儿

一说起拐杖，我们就会联想到老人家，这让很多不愿意承认自己老了的老人都不喜欢用拐杖。

其实，人家英国绅士手执文明棍风度翩翩，那不也就是一根拐杖吗？更重要的是，拄拐站立、行走，可以将手臂力量转化为下肢支撑力量，帮助稳定身体，减少下肢关节负担。这是预防、治疗下肢退变性关节炎的有效方法。

拄拐杖走路，可以减轻30％的自体重量对关节的压力。对于膝骨关节炎患者，强烈建议多些拄拐活动，以减少关节负担。

买拐的学问

并不是随便一根棍子就能用做拐杖的，选择合适的拐杖至关重要。

选种类

市面上的拐杖种类繁多，有单足拐杖、多足拐杖、带座拐杖等。

相对于多足拐杖而言，单足拐杖要求使用者具有较好的平衡能力，普通老年人可以使用这种拐杖。

三角结构的拐杖虽然本身稳定牢固，但极易向120度方向倾斜、歪倒，影响人行走的直线性和身体平衡。

而四角结构的拐杖则没有这个问题，而且拐杖前后左右移动极为方便，拖动起来也不费力。

带座拐杖除了具有拐杖的作用外，还可提供休息。容易疲劳或者步行能力差的人，可以使用此类拐杖。

选长度

拐杖长度合适，使用起来得心应手，反之则事倍功半，多费力气，甚至引起损伤。

确定手杖合适长度的方法是：穿上鞋，取立正姿势，测量手腕部横纹到地面的距离，此即手杖最佳长度。

若拐杖过长，肩关节姿势不对，容易造成肩关节疼痛。

牢记健侧使用

使用拐杖的原则是健侧使用，撑在健侧脚小脚趾的前方外侧各15厘米处。而不是我们常以为的哪边有问题就用哪边，特别是对于下肢有关节问题的人来说。

如左侧膝关节有骨关节炎的患者，需要右侧持拐。这样，在步行的过程中，才能真正起到减少膝盖负重的作用。

用错方向，不仅难以起到保护作用，反而可能对使用者造成更大的障碍。

此外，拐杖底部一定要有底垫防滑，底端的橡胶和地面的摩擦力很大，能保持拐杖落地时不打滑。老年人要经常检查拐杖的底垫，确保其没有松动或被磨平。如果纹路磨损严重，要及时更换新的底垫。

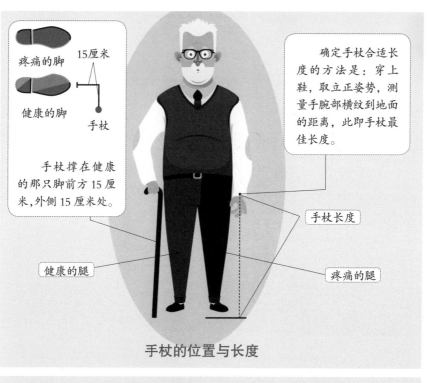

手杖的位置与长度

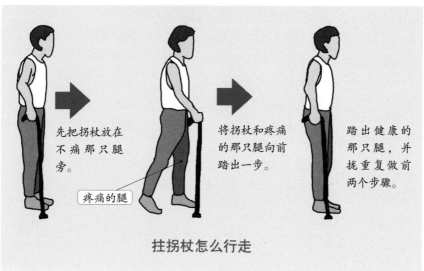

拄拐杖怎么行走

善用辅具，保护膝关节

生活行为篇　珍膝有道

善用辅具，保护膝关节

生活行为篇 珍膝有道

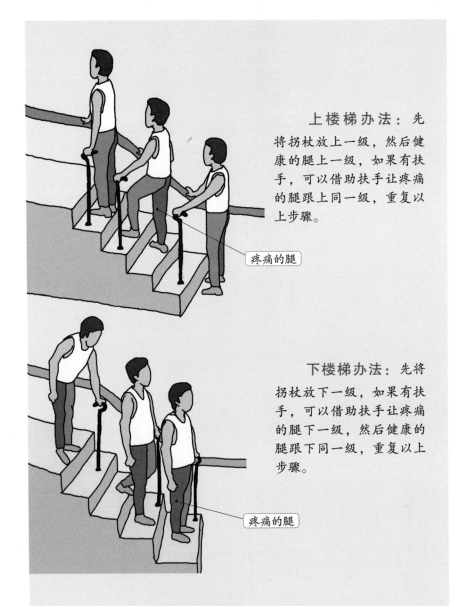

上楼梯办法：先将拐杖放上一级，然后健康的腿上一级，如果有扶手，可以借助扶手让疼痛的腿跟上同一级，重复以上步骤。

疼痛的腿

下楼梯办法：先将拐杖放下一级，如果有扶手，可以借助扶手让疼痛的腿下一级，然后健康的腿跟下同一级，重复以上步骤。

疼痛的腿

拄拐杖如何上下楼梯

患了"拐杖颈"该怎么办

在拄拐杖时,身体的重心会转移到拐杖上,使人的背部倾向拄拐杖的一方,颈部也随之前倾。久而久之,会导致颈部肌肉僵硬、酸胀不适等症状,从而引发"拐杖颈",医学上称之为颈肌慢性筋膜炎。

该病可以通过一些简便易行的办法进行预防和治疗。

毛巾热敷

每次拄拐杖走路后,用热毛巾敷颈部,改善颈部血液循环,促使颈部肌肉放松,从而减轻或消除症状。

适度按摩

自己或者让他人适度按摩颈部。

颈椎锻炼

进行一些适合老年人的简单体育锻炼,如做颈椎操,有效防止颈部肌肉紧张。

错误行为

(1) 将拐杖握在患侧手中。
(2) 用雨伞当拐杖用。

用护膝保暖膝关节

护膝的作用主要有两点：一是维持关节稳定和辅助支撑，二是保温。

维持膝关节的稳定性、防止膝关节受伤是促使护膝产生的最原始需求。对于膝关节术后或受伤的患者，为避免膝关节二次受伤，医生会建议佩戴专业的医疗护膝，以限制膝关节的异常活动。

还有一些人，如运动员、搬运工、登山爱好者等，他们在活动过程中，关节本身和周围的肌肉韧带一旦发生疲劳或者松弛，就很容易受伤。这类人也需要运动型护膝。

而对于患有膝骨关节炎的老年人来说，戴上护膝，最主要的作用还是保温。

膝关节：皮包骨头最怕冷

很多人都有这种体会：坐着看书、看电视时，一开始并不觉得冷，慢慢地就会觉得膝盖发凉，需要不时用手揉揉，暖和一下。

这是因为，膝关节是一个"皮包骨"的结构，用手摸摸，就能感觉到皮肤下面就是骨头了，可见它没有厚厚的一层脂肪或肌肉保护着，这也意味着它特别怕冷。

寒冷对关节来说，是一种刺激，它也会加重关节无菌性炎症，从而损害关节健康。

护膝，和手套一样，冷天必备

在很多人心目中，护膝是运动员才需要的物品，它离一般人的生活远着呢！

但实际上，在骨科医生的眼里，天气寒冷时，护膝应该和围巾、手套一样，是大多数人需要配备的物件。

天气寒冷时，佩戴羊毛、羊绒等保暖护膝，围住膝盖是很好的选择，佩戴这类护膝，相当于给膝盖多穿一件衣服。

关节保暖工作做好了，其血液循环通畅，对减轻关节疼痛、防止关节炎的发生和发展有一定的作用。

关注材质选护膝

选择保暖护膝，更需要关注的是材质。一般来说，纯棉的护膝透气性、吸湿性强，但水洗和穿着后易起皱变形，保暖性一般。

羊毛、兔毛、骆驼毛等保暖性好，但透气性偏差。

动物皮革较透气，保暖性好，但怕水。

人造革表面不怕受潮，但保暖、透气性差。

混纺纤维有坚牢、挺括等优点，但透气、保暖性不尽如人意。

提醒：

（1）目前市面上也有一些号称具磁疗作用、有远红外线能自动发热的护膝，这类护膝的主要功能也是保暖，并不存在太多商家所声称的治疗作用。

（2）专业医疗用途护膝和户外运动护膝对膝盖的束缚比较紧，只适宜在运动时佩戴，休息时要及时脱下来，以免影响膝盖和腿部的血液循环。

（3）佩戴护膝过程中，腿部一旦出现明显疼痛，应及时摘除护膝，检查腿部情况。

PART 5 ▶ 生活点滴，呵护关节

每天早上预热膝关节

开过汽车的人都知道，汽车要是放了一个晚上，早上启动前，最好先用几分钟时间热热车，这样就能有效预防汽车机件的磨损，降低其发生故障的概率。

同样道理，我们人身体里也有一路车，即两条腿的"11"路车。"11"路车中，最重要的机件就是膝关节。

要预防膝关节的退化，就要每天早上使用前先"预热"膝关节。

整个"预热"过程很简单：醒来后，不要急着起床，只需仰卧在床上，把腿绷直，然后将腿慢慢抬起，与床大概形成45度角，维持1秒后再慢慢放下。双腿交替锻炼，反复练习，锻炼所维持的时间和强度以自己能承受的度为准。

做完第一个动作后，休息片刻，然后慢慢坐起，坐在床缘，小腿自然下垂，做踢小腿的动作（就像坐在河边，小腿伸到水中踢水一样）。做这个练习时，应该尽量让小腿踢高一点（高到小腿能和地面平行）。

如果家里的床比自己的膝盖还矮，坐在床边脚掌能完全贴地，那就把练习地点转移到高椅子上（比如餐椅）。

把预热膝关节的习惯坚持下去，就像每天早上要洗脸刷牙一样，我们的"11"路车就能一生都开得很顺畅。

晚上让膝盖睡个好觉

在骨科专业里,有一个名词叫作"关节的休息(体)位"。顾名思义,"休息位"就是让关节最为放松、得以休息的体位。

人体那么多个关节当中,工作最为繁重、最迫切需要好好休息的关节之一就是膝关节。

当然,停止走动,坐下,都能让膝关节得到休息,不过这种休息并不是最彻底的。

"大字形"的睡姿,或许能让整个人感觉脱离束缚,很快就进入梦乡,但这也不是解放膝关节的最佳姿势。因为膝关节的"休息位"并不在于伸直腿的姿势,而在于关节外翻并稍微被垫高的姿势。

因此,对于有膝关节疼痛、关节炎的人,以及一天下来劳累不堪(尤其是走路多)、希望能好好休息的人来说,要想让腿部得到彻底的放松,睡觉时可以选择仰卧姿势,并且不要把两条腿绷得直直的,而是把双腿叉开,让两边的膝盖自然地朝外翻,同时在两侧膝盖下(腘窝处)垫上一个小枕头(类似儿童枕的大小和高度),并根据自己的感觉调整体位,让膝关节处于最舒适的状态。

如果仰卧时关节疼痛剧烈,则可以采用"卧如弓"的侧卧姿势。

这样的睡姿或许一开始会让你不习惯,但坚持几天后,起床时你就会觉得,一夜睡眠不仅让你精神爽利,就连腿也麻利了。

要知道,那是因为你让膝盖也睡了一个好觉。

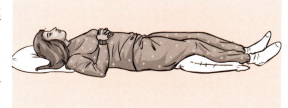

按摩膝关节，缓解腰膝痛

站的时间久了，坐的时间长了，都可能出现腰酸膝痛。按揉膝关节周围穴位，对缓解腿部肌肉紧张，有很好的作用。

膝关节周围，在用拇指触摸的时候，有一些部位比较疼痛，这叫压痛点，这些部位往往就是病变的所在。找到压痛点以后，可以用拇指由轻到重进行按揉，力度以酸胀感最合适。每个压痛点按揉大约1分钟，3~4个压痛点，按揉3~4分钟就可以了。

除了压痛点按揉之外，还建议进行穴位按摩。

常用的穴位如阳陵泉、足三里、血海、膝眼等。

以足三里穴为例介绍一下手法：首先找好穴位，大拇指伸直，其余四指屈拢，用大拇指的指腹去按揉穴位，由轻到重，以有酸胀感为最好，一个穴位大概按摩1分钟。其他穴位可以采用类似的手法。按摩可以促进局部血液循环，起到止痛作用。

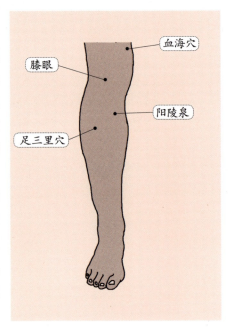

穴位按摩之后，用整个手掌捂住膝关节面，由轻到重慢慢用力，让手心的热量传导到关节之中，能起到很好的关节保护作用。做好自我按摩并不容易，不过只要尝试，就会起到一定的效果。

中药泡脚为膝关节驱寒

隆冬时节,如果不注意保暖,寒邪之气乘虚而入,侵袭关节,最容易引起关节疼痛。

除了佩戴护膝保暖,还可试试中药泡脚。

【药方一】

制川乌、制草乌各 10 克,伸筋草、路路通、红花各 15 克,土茯苓、透骨草、艾叶、威灵仙、川椒、白芷、元胡各 10 克,细辛 5 克。

加水煎煮后,先以热气熏蒸,待药液温度适中再将下肢关节浸洗 30 分钟,边洗边按摩,水温低时再加温使用,每日 2 次,每剂用 2 天,4 天为一疗程。

【药方二】

把花椒、姜末放入水中烧开后,再煮 20~25 分钟,加水量以泡脚时能没过脚背为好。

【药方三】

取桑枝、柳枝各一把,用水煮 30 分钟熏洗患处,可治腿痛,尤其是由风寒引起的腿痛。

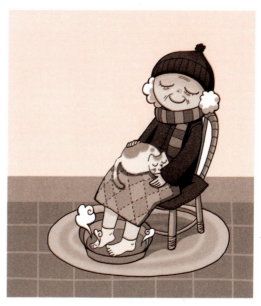

少蹲多坐

不少中老年妇女，喜欢干活时蹲着，比如在厨房里蹲着择菜，在洗手间蹲着洗衣服。

其实，蹲着干活是很不利于身体健康的。

蹲着干活时，腿部处于折叠状态，下肢的血管会受到压迫，下肢肌肉和神经的血液供应会受到影响，因此蹲久了再站起来，可能会觉得整条腿都麻痹了，没有感觉，短时间内行走不了。

不仅如此，长时间蹲着，下肢（尤其是脚和小腿）的血液回流也会受阻，久而久之，就容易形成下肢静脉曲张或下肢静脉血栓。

蹲着干活对膝关节也不好。大多数老年人都有不同程度的膝骨关节炎，如果长期蹲着干活，关节极度曲位导致压力增大，会加重他们原有的膝骨关节炎，致使他们无法伸直膝关节，行走困难。

长时间蹲着干活，下肢血液回流心脏受阻，心脏能供给大脑的血液也会相对减少，因此久蹲后站起，有些人就会出现眼前发黑的情况，严重的甚至会出现晕厥。

可见，蹲着干活是一种多么吃力不讨好的行为。

最符合健康的行为，是坐在餐椅（椅子和膝盖同高）上，倚着餐桌择菜。实在不愿意的，也可以在厨房里放张小凳子，坐下来干活。

洗手间的小改变

同样道理,蹲着上厕所时,关节所受的负担要比站立或坐时大很多,容易导致关节损伤,同时加速关节病的发生与发展,使疼痛症状加重,功能障碍更明显。

因此,对腿脚不利索的骨关节炎患者来说,建议将蹲厕改成坐式马桶,或者加用坐厕架。

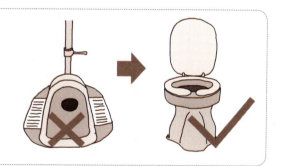

另外,由于这类患者多是老年人,往往同时患有高血压、冠心病等,如果不小心摔倒在地,非常危险。按照WHO"住宅要便于护理老人"的健康住宅标准,卫生间仅安装坐厕是不够的,还要在坐厕附近、浴缸周围安装适当的扶手,便于老人站起坐下时能扶一把。

我们可以在坐厕相邻墙面,设置水平高0.7米的"L"形安全扶手,或"‖"形落地式安全扶手。

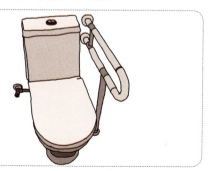

淋浴间设高 0.70 米的水平抓杆和高 1.40 米的垂直抓杆。

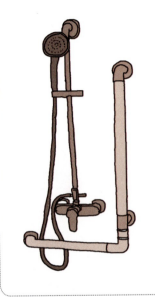

盆浴间，浴盆内侧设高 0.60 米和 0.90 米的水平抓杆，长度应不小于 0.80 米。

抓杆应安装坚固，直径应为 30～40 毫米。安全抓杆内侧应距墙面 40 毫米。

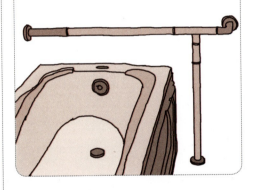

少爬楼梯，多乘电梯

膝关节在上楼梯时，所承受的压力是体重的 3 倍，下楼梯时，所承受的压力是体重的 4 倍。试想，一个正常人的体重大约为 60 千克，每下一级台阶，膝关节就多承受 240 千克的压力。

对膝关节已经产生退行性老化的中老年人来说，有相当大的比例存在腿部肌肉力量不足，或缺乏肌群之间的协调能力以及髌骨软骨退化，容易在上下楼梯时感觉膝痛。

因此，虽然爬梯虽然能增强心肺功能、消耗能量，但它属于负重运动，膝关节受力最大，也最易受损。膝骨关节炎的患者最好少爬楼梯，上下楼最好坐电梯。

如果没有条件搬到电梯楼，或房子不能加装电梯，爬楼梯不可避免，可尝试以下方法，减少对膝关节的伤害：

尽量不要提重物上下楼梯，如果非提不可，东西较重，就分开几次拿，比如，分 4 次，每次拿 5 千克，比一次扛 20 千克要好；中途多休息。

如果一边膝盖出现问题，上楼梯时好脚先上，下楼梯时坏脚先下，这样，用好脚支撑身体，减轻对患侧膝关节的磨损。一步一阶，不要跨步上楼梯，要等双脚都站在一个台阶上后再迈下一步，以减少关节的承重。

如果两侧关节都有问题，就侧身扶着扶手，一步一步地上，让手臂分担一些重量。

下楼梯也可以采用倒下或横下的方法。

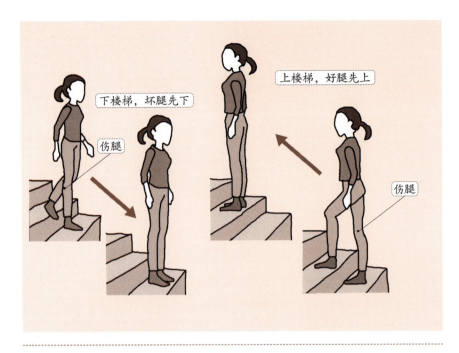

延伸阅读：产后腿痛

有些产妇产后腿痛尤其是膝关节的疼痛，主要是因产前运动过度造成的。

不少人认为，让孕妇多爬楼梯，认为这有助于分娩。其实女性在怀孕期间（尤其在足月的时候），体重达到峰值，爬楼梯时，膝关节承受的压力非常大，容易导致膝关节损伤，引起产后膝关节和踝关节的疼痛。

而且，爬楼梯对顺产没有任何实质性帮助。

少穿高跟鞋,多穿低跟鞋

女人对于高跟鞋,真是说不清的爱与愁。

高跟鞋让女人们摇曳生姿,自信满满。但同时,它对女人的伤害也很大。

穿高跟鞋时,整个身体重心前倾,脚趾受压迫,导致"踇外翻";小腿酸痛僵硬,出现痉挛;膝关节磨损,加速关节炎;腰背肌劳损,出现腰背痛;踝关节扭伤、骨折,更是不尽数。

穿着高跟鞋快步走、爬楼梯更是大忌。因为穿高跟鞋下楼时,膝关节承受的压力达到正常人的 7～9 倍。这种额外的压力会加速膝关节的退行性病变,引起膝关节炎。

哈佛医学院的研究表明,无论穿尖细的高跟鞋还是粗跟的高跟鞋,在行走时对膝关节产生的压力都是相同的。所以,女性应多穿低跟鞋或平底鞋。如果出现膝前痛、关节无力、蹲不下去现象,则最好不穿高跟鞋或少穿高跟鞋。

那么,怎样才能既穿出高跟鞋的美丽,又不太影响健康呢?

(1) 应选择鞋底与自己脚型相符的鞋子,脚趾前端与鞋子顶端应留有较宽松空隙。

(2) 鞋头宜宽松,可完全、舒适地放下五个脚趾为宜。

(3) 高跟鞋的鞋跟不宜过高(最好不超过 5 厘米)、过尖。

(4) 穿高跟鞋时,最好能穿一双弹性好的长袜,以保护踝关节。

(5) 可在高跟鞋最易受压的脚掌部(或脚跟部)做个软鞋垫,以减轻脚底所承受的压力。

(6) 不要连续穿高跟鞋 2 小时以上。

PART 6 ▶ 减重5千克，关节多用10年

减肥是直接减少关节损伤的有效方法。

超重肥胖造成膝关节受力改变，体重越大，关节受力就越大。同时，超重肥胖可导致受力不均衡，使关节发生变形。

肥胖和膝关节炎是相互影响的。一方面，体重过重会使关节受到更大的压力负荷，加速关节软骨的磨损，导致早期膝关节炎发生；而另一方面，发生膝关节炎之后由于行动出现疼痛，人往往不愿意多动，进而使得体重进一步增加，最终形成恶性循环。

因此，为了预防膝关节炎的发生，保持正常体重尤为重要。如果已经确诊为膝骨关节炎，就要开始减肥了。

研究表明：肥胖女性体重减少5千克，10年内症状性骨关节炎发病率可减少50%。

胖不胖,看这些

什么样的情况属于肥胖,需要减肥呢?评估肥胖的指标有这些:

标准体重: 标准体重(千克)=身高(厘米)-105。实际体重在标准体重的±10%内属于正常,大于20%为肥胖(其中,大于20%~30%为轻度肥胖,大于30%~50%为中度肥胖,大于50%为重度肥胖)。

体重指数(BMI): BMI=体重(千克)/身高(米)^2。根据中国的标准:成人BMI小于18.5为偏瘦,18.5~23.9为正常,大于24为超重,大于28为肥胖。

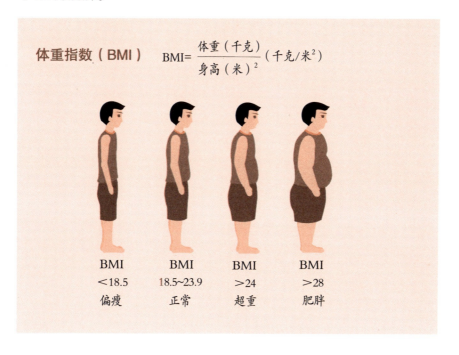

腰围：我国男性的适宜腰围不超过 85 厘米，女性的适宜腰围不超过 80 厘米。有的人即便 BMI 没有达到肥胖的标准，但体型大腹便便，也属于肥胖类型。

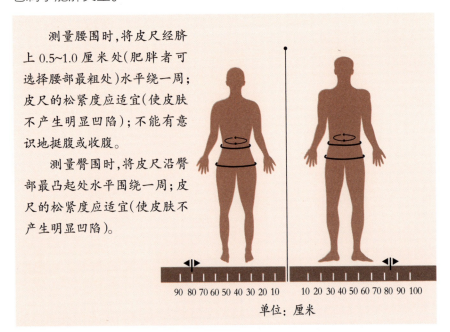

测量腰围时，将皮尺经脐上 0.5~1.0 厘米处（肥胖者可选择腰部最粗处）水平绕一周；皮尺的松紧度应适宜（使皮肤不产生明显凹陷）；不能有意识地挺腹或收腹。

测量臀围时，将皮尺沿臀部最凸起处水平围绕一周；皮尺的松紧度应适宜（使皮肤不产生明显凹陷）。

单位：厘米

腰臀比：分别测出腰围和臀围，将腰围除以臀围，即为腰臀比。正常情况为：男性小于 1，女性小于 0.85。

体脂百分比：即人体内脂肪组织重量占总体重的百分比。一般来说，男性大于 25%，女性大于 30%，便超过正常范围了。

减重六字真经：管住嘴，多动腿

人们之所以会体重超标，是因为每日摄取的能量超出了消耗的能量。这部分多余的能量转化成了脂肪储存在体内，久而久之便导致了肥胖。

因此，除了严格控制摄入能量，也要注重平时的运动，保持"吃动平衡"，通过运动等方式把多余的能量消耗出去。

体重管理的精髓说白了就是六个字："管住嘴，迈开腿。"

盐	<6克
油	25~30克
奶及奶制品	300克
大豆及坚果类	25~35克
畜禽肉	40~75克
水产品	40~75克
蛋类	40~50克
蔬菜类	300~500克
水果类	200~350克
谷薯类	250~400克
全谷物和杂豆	50~150克
薯类	50~100克
水	1500~1700毫升

你必须知道的膳食金字塔

马无夜草不肥

每个人都应该有自己的饮食计划。每天的能量摄入控制在4186.8~6280.2千焦（1000~1500千卡），脂肪供热量控制在25%以下。

但如果要让你一天三餐都控制饮食，你就算接受，也难以坚持。如今，提倡"严格控制晚餐"，即晚餐一定要少吃。

我们常说"马无夜草不肥"。BMAL1蛋白，为这句俗语提供了科学依据。它是最近科学家发现的一个促进脂肪堆积的因子。有趣的是，它的活动随着时钟的变化而变化。这种蛋白质的产量白天减少，夜晚增加。

因此，可以想象，如果你早餐和午餐简单、快速解决，晚餐则大吃特吃，或是应酬交际，大量进食高脂肪、高热量的食物，这时，BMAL1蛋白就开始加紧工作，脂肪就趁机堆积在你的腹部、肝脏。

晚餐控制小窍门

不管你是在家吃，还是在外应酬，要进行晚餐控制计划，有几个小窍门可以参考：

一口饭菜咀嚼15下再下咽。有的人吃饭就像猪八戒吃人参果一样，东西吃下去了，却往往不觉得吃了。慢慢咀嚼，不仅可以消耗能量，而且可以增加饱腹感，你会觉得很容易就吃饱了。

改变一只优势手。如果你是用右手拿筷子吃饭的人，可以试着把任务转给左手。左手缓慢完成任务时，你的咀嚼时间会延长，自然也就吃得少了。

餐前喝汤。这可以稀释胃酸，让你的胃也有满足感，减少食物量的摄入。

如果睡得晚，可在睡前吃一个苹果，以免因饥肠辘辘、睡不着而在床上辗转反侧。

"迈开腿"要长期，一时兴起不可取

大家有没有过这样的经历——难得某天有兴致，上健身房运动了一个小时，感觉一星期的运动任务都在那天完成了，之后几天就心安理得地"吃老本"。

其实想要保持身材，"迈开腿"不能只随心情来，而要将运动变成一个长期的习惯，一辈子要做的事。

正因为要坚持天天运动，所以不能选择一个太激烈、让自己累得半死、很快就放弃的运动。选择一种自己喜欢的运动坚持，或两种以上运动轮流交替，也许就不会觉得乏味了。

每天快速步行 30 分钟，也是简单有效的有氧运动。其他的有氧运动，如游泳、慢跑、骑自行车等都很不错，关键在于坚持。

对于膝骨关节炎患者来说，运动的方式也要注意选择。

要想瘦，先睡够

睡眠时间过短，是导致肥胖的危险因素，其重要性可能并不亚于运动不足。

究竟是什么机制使睡眠少和肥胖相联系呢？目前，学界还没有明确的定论，但现有研究的一些结论对我们有所启发。

首先，睡眠时间是影响瘦素和脑肠肽水平的重要因素。瘦素是抑制食欲和促进能源消耗的激素，而脑肠肽可以刺激食物摄取。睡眠时间短会降低瘦素水平，提高脑肠肽水平，其结果就是，食欲增强，人会开始增加不必要的能量摄入，导致肥胖。

其次，醒着的时间越长，进食机会就越多。很多人会因为学习、看电视、玩电脑的时间增多，减少了每晚的睡眠时间，而且在这过程中会忍不住吃零食、喝饮料等，因此摄入了大量不必要的能量。睡眠不足还会引起人体疲劳，从而导致身体活动减少，相应的能量消耗也会减少。

有些人会认为，既然睡得少对身体不好，那我就多运动吧。然而，这样做，不过是在跟身体做徒劳的对抗。因为睡眠不足本身就会引发疲劳，人就更加不想动了。另外，运动能消耗的能量，往往比不上由于食欲增加带来的能量摄入，更不用说运动过后再度引发的饥饿感了。这对于很多想要减肥的人来说，简直就是噩梦。

想要减肥的人，往往只关注到饮食和运动，而如果忽视了最基本的睡眠，可以说是得不偿失。

研究表明：男性因身体活动水平低，而增加肥胖风险的优势比为 1.91。而因睡眠时间少于 6 小时而增加肥胖风险的优势比为 2.57。

提示：睡眠不足 6 小时，肥胖风险高。

三个一分钟，减减中年肥

一分钟"龟息锻炼法"

双手握拳，下肢肌肉同时收缩，用力收腹、提肛，意念集中在下腹与会阴之间。心中默数从1~10，每秒数一个数，然后慢慢全身放松，吸气。如此反复进行，共6次，刚好1分钟。一分钟"龟息锻炼法"根据姿势不同可以有坐立法、站立法、卧住法、步行法。

一分钟瘦大小腿

坐的时间久了，可以站一站。以单脚站立，另一条腿提起，大腿与地面平行，小腿垂直于地面。保持此姿势1分钟，就能感觉大腿肌肉发颤，臀部肌肉紧张。此方式可以均衡身体两侧腰部肌肉的力量，提高对身体稳定性的要求；同时，也能起到瘦小腿、跷腿等功效。

一分钟写日记

每天花1分钟记日记，记录自己的饮食、运动情况、早晚体重，以此监督自己减肥的效果。这种方法在心理学上被称为"心理暗示"。定期把自己的"一分钟日记"反馈给主治医生，让医生帮助监督、管理自己的减肥效果。

这些减肥方法不可取

单一水果减肥法，危险

近年来，单一水果减肥法一直很盛行，较早前有"葡萄柚减肥法""苹果减肥法"，如今则流行"香蕉减肥法"。这些单一水果减肥法的相似之处在于，一开始真的会有减重效果，但随着时间推移，各种健康问题接踵而来。

葡萄柚因为太酸，一段时间后开始造成减肥者胃部不适。

苹果虽然被誉为健康水果，但热量不够，长期单吃苹果容易产生酸中毒、肾脏功能受损等危险。

香蕉吃多了也会有副作用，其原因主要是香蕉含钾高，吃太多容易患上高钾血症，通常表现为心律失常和胃肠紊乱等方面的症状。

香蕉含大量的镁元素，若空腹大量吃香蕉，会使血液中含镁量骤然升高，造成人体血液内镁与钙的比例失调，对心血管产生抑制作用，不利健康。

吃肉减肥法，捡了芝麻丢了西瓜

"吃肉减肥法"最早源自西方，提出以高蛋白、低碳水化合物饮食进行减重治疗，主要有以下两点理论根据：

（1）单从理论上考虑，蛋白质是三大产能营养素中摄入能量少、消耗能量多的营养素，所以富含蛋白质的肉类是减肥首选。

（2）肉中的亮氨酸可以抑制食欲，减少食物的摄入以达到减重目的。

基于以上两点，"吃肉减肥法"大肆流行。但实际上，"吃肉减肥法"

的弊端也很多：

一是肉中蛋白质含量丰富，可脂肪含量也不低，即使是瘦肉，其脂肪含量也很高，只是视觉上不明显。所以在吃肉时也会摄入大量脂肪。

二是由于蛋白质的代谢需要肝脏和肾脏这两大器官来处理，长期只吃肉不吃饭，不但浪费了蛋白质，更增加了人体肝、肾排毒的压力。

更严重后果是引发疾病。只吃肉会造成蛋白质、脂肪摄入过量，增加心血管疾病、高尿酸血症、痛风、骨质疏松症、糖尿病的风险。

减肥"排油丸"被吹大了

"'排油丸'，经美国食品药品监督管理局（FDA）认证，全球唯一的OTC减肥药，无任何副作用，不易反弹……专门排油脂，3天之内排出油来……正常吃饭，无须节食。"

仿佛一夜间，"排油丸"的神奇传说，就在朋友圈传开了，可事实真的如此吗？

在"排油丸"的包装以及说明书上，我们不难找到这个英文单词"Orlistat"，中文叫"奥利司他"。它是"排油丸"的主要药效成分。

真会排油吗？奥利司他进入胃肠道后，会与负责消化脂肪的酶结合，抑制脂肪酶的活性。如此一来，消化道便无法再吸收食物中的油脂，油脂会直接从肛门排出体外。

可见，"排油丸"只能阻止你吸收油脂，并不能将你身上的肥肉转换成油脂排出体外。

"排油丸"真的是OTC（非处方药）吗？奥利司他有两种剂量规格，分别为120毫克/粒和60毫克/粒。

在美国和韩国，只有60毫克/粒的被批准作为OTC出售，即不需要医生的处方就可以在药店购买。而120毫克/粒的则是处方药，国外对处方药的管理严格，只有亲自看过医生才能拿到处方，才能从药房买到处方药。

如果你从网上购到120毫克/粒的"排油丸",吃药前要考虑一下药的真伪。

真的无任何副作用?

奥利司他全身吸收较少,一度被认为十分安全,因此全球百余个国家都批准它上市,包括中国。

关于它的风险,FDA曾在2010年5月发布警告,《使用奥利司他可能引起罕见但严重的肝损害风险》。警告基于一项全面评估:在1999年至2009年10年间,美国约有4000万人吃了这种减肥药。此期间至少13人发生严重肝损害,其中2人因肝衰竭死亡。虽然,这不能明确证实肝损伤与服用此药有关,但也不能排除二者的相关性。

至今,肝损伤依然是奥利司他无法确定,也没有排除的可能风险。正在使用该药的朋友,一旦出现任何肝功能障碍的症状,如食欲减退、瘙痒、黄疸、尿色深、粪便色浅、右上腹疼痛等,应立即停药,及时就诊。

世上没绝对安全的减肥药,减肥最安全的方式永远是管住嘴,迈开腿!

甩脂机减肥是忽悠

减肥太苦!如果有一种方法,不抽脂、不运动、不节食、不吃药,却能减去肥肉,谁不想要!为迎合这种心理,近年市面上出现了一种减肥神器——甩脂机。

甩脂机,也叫抖抖机,是一块通电后可振动的平板。商家宣称,每天只要站上去抖一抖,每次5~10分钟,坚持一两个月,就能减掉5~10斤。

其实,这是一个大忽悠。

一些甩脂机宣称,振动能产生离心力,把人体的脂肪细胞甩成小颗粒,变成脂肪酸和甘油,由汗液排出体外。

可是，如果脂肪细胞可以被甩成小颗粒，那么血液里的红细胞岂不是可能被甩破，身体岂不是要出血了？

其实，减脂肪并非物理变化过程，而是生物化学变化的过程。只有当人体内的葡萄糖不够用时，身体才会将脂肪转分解为脂肪酸，然后被氧化，为身体提供能量，此时脂肪才是被消耗了。

你可能会想，甩脂机无法甩碎脂肪细胞，但振动也是一种运动，运动总能燃烧脂肪，达到减肥效果吧？真相要让你失望了。

运动燃烧脂肪必须同时具备三个条件，而甩脂机并不具备。

第一个条件是，运动时要达到中低强度运动心率。心率，可用一分钟内颈动脉的搏动次数来表示。

中低强度运动心率=（220-年龄）×（60%~80%）。比如，一个20岁的人，其中低强度运动心率是120~160次/分钟。低于120次/分钟或者高于160次/分钟，均不算中低强度的运动心率。

第二个条件是，要主动运动。主动运动消耗脂肪时，人可以感受到自己在用力对外做功，例如跑步时会感觉到腿部肌肉在收缩；而被动运动时靠机械带动运动，运动者甚少出力，能量消耗少，达不到脂肪燃烧的条件。一些甩脂机提出"被动减肥"理论，是立不住脚的。

第三个条件是，运动时间要超过20分钟。

坊间的那些减肥传说

★**喝水减肥法**：主张餐前多喝水，把肚子撑饱，这样进食量就会减少，从而达到减肥的效果。但这和七日瘦身汤减肥法一样，都是用大量水分把肚子撑饱，由于溶质浓度很低的水分很快就会被胃排空，于是很快又饿了。因此，这法子不靠谱。

★**裹保鲜膜运动减肥法**：这是女明星最为推崇的减肥招数。但事实上，裹保鲜膜减肥与穿塑身衣减肥、桑拿减肥等一样，减掉的都是水分，而非脂肪，也不靠谱。

★**针灸减肥、穴位减肥**：针灸减肥与穴位减肥，都是中医的减肥方法，有一定效果。在减肥期间，也需要减肥者在节食与运动方面的配合，如果针灸期间不配合节食与运动，减肥效果自然要打折扣。一旦疗程结束而不坚持节食与运动，就会反弹。

小结

(1) 膝骨关节炎疼痛时可分为急性和慢性两种。两者的处理方并不一样。

(2) 合理运动对膝骨关节炎患者来说，至关重要。

(3) 做关节保健操，对关节保健很有好处。

(4) 散步、水中运动是膝关节最爱的运动。

(5) 爬山、爬楼梯、跳广场舞、踢毽子等不适合膝关节炎患者。

(6) 膝关节疼痛时，找拐杖帮忙。护膝可以给膝关节保暖。

(7) 珍膝有道，体现于生活细节中：少蹲多坐，少爬楼梯，少穿高跟鞋等。

(8) 肥胖的膝骨关节炎患者，减重最重要。

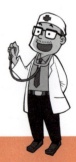

最高效的看病流程

聪明就医篇

PART 1 如何就诊更高效

如何选择就诊科室

膝关节疼痛是膝关节炎的主要表现之一。膝关节炎除了膝骨关节炎外,还有一些与风湿相关的关节炎,如痛风性关节炎、类风湿性关节炎等。

因此,如果症状偏向于膝骨关节炎,可以先去骨科(关节外科)就诊。如果与风湿相关的关节炎,可以先看风湿免疫科。

如果自己搞不清楚,关节外科和风湿免疫科都可以。只要是正规医院的专业医生,都会根据患者的实际病况,进行处理或转诊。

骨科一般分为——

关节科:各种关节(髋、膝、肩、肘、踝、腕等)疾患(疼痛、劳损、坏死、肿胀等)。

脊柱科:脊柱侧弯、椎间盘突出、椎管狭窄、颈椎病等。

创伤科:各种骨折等。

提高门诊就医效率的5个技巧

2. 如果属于疑难杂症，或者需要就诊号源特别紧张的专家，可选择特需门诊，挂号费比较高，但更容易获得号源，也能获得相对较长的与医生沟通时间会见。也可以申请会诊。

3. 带上可能需要的东西：身份证、医保卡、银行卡、现金、笔、原先的病历和检查单。如在该院是初诊，了解是否需要先开具诊疗卡。

1. 提前查询好医院地址，门诊楼的分布，药房、检验处、收费处的地点等。注意有不同院区的，不要白跑一趟。

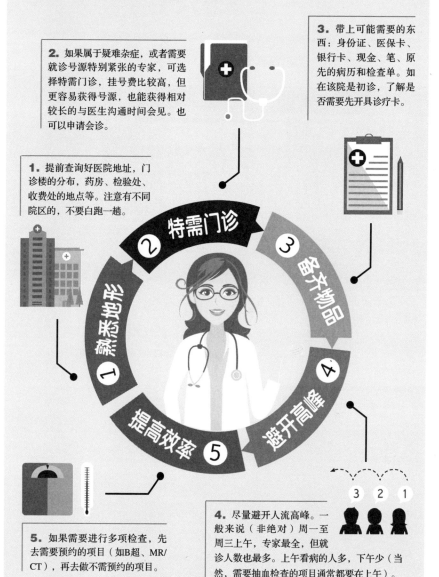

5. 如果需要进行多项检查，先去需要预约的项目（如B超、MR/CT），再去做不需预约的项目。

4. 尽量避开人流高峰。一般来说（非绝对）周一至周三上午，专家最全，但就诊人数也最多。上午看病的人多，下午少（当然，需要抽血检查的项目通常都要在上午）。

聪明就医篇　最高效看病流程

如何就诊更高效

预约挂号，你该知道这些

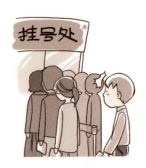

挂号方式多样选

利用各种各样的互联网或移动互联网工具进行预约挂号，不仅会节省大量排队挂号的时间，一些难得的号源也有更大的机会获得，而且，预约方式通常可以具体到时间段，可以更自由地安排就医，减少与工作生活的冲突。

预约挂号要注意的问题

◆ 注意医院号源放出的时间，不同挂号平台会有不同的放号时间，错过这个时间段，一些抢手的号源会更难得到。

◆ 注意不同预约方式的有效预约时间，如提前一周或两周。

◆ 知晓不同预约方式的服务时间。部分网络预约是24小时，也有一些夜间（00:00~07:00）停止服务。

◆ 不要爽约。如有特殊情况，要提前取消。

◆ 有不同院区的医院，预约时应该看清楚医生出诊地点。

◆ 一些预约方式仅支持有该院诊疗卡者，初诊者可以尝试别的方式。

◆ 如果是首诊患者或是需要全面复查的患者，由于可能需要检查血糖、血脂、肝功、肾功、血流变、腹部B超等多项指标，就应当空腹去医院。建议就诊前一天20:00起禁食，就诊当天选择8:00~9:00时段空腹就诊。

◆ 复诊的目的如果只是取药，可以在家正常服药和进餐之后再去医院。

◆对自己病情变化的新情况,如头痛、头晕、手足发麻、胸闷、心悸等以往没有的症状,何时出现,应做好详细记录。

就诊前要准备的资料

(1) 病历。保存好过去的门诊病历,切不可看一次病换一本病历。

(2) 收集每次做的辅助检查,如 X 光、CT、MR 等检查,切不可因检查结果正常而扔掉,因为随着病情发展,有些检查可能出现问题,完整的检查资料可以提供病情何时变化的准确时间。

(3) 收集相关的化验资料。

(4) 血压监测数据。准备好自己在家中监测的血压数据。

(5) 住院病历。如曾因病住院,一定要把住院病历,以及 X 光片、CT、MR 等重要检查结果复印一份,这样不仅能为医生提供参考,还可避免不必要的重复检查,省钱省事。

(6) 用药情况。把自己目前的用药情况告知医生,可写在纸上。说不清药名时,可将药盒一起带来,医生一目了然。

常用预约挂号方式一览（广东省）

广州市卫生局统一挂号平台：http://www.guahao.gov.cn。
医院官方网站：部分医院官网开通预约功能，一般在医院网站首页。
第三方网络挂号平台：健康之路、挂号网、医护网等。

健康之路：400-6677-400。
电信：114。
移动：12580。

医院微信公众号：关注就诊医院微信公众号服务号便可预约。
打开微信APP"微信→钱包→城市服务→挂号平台"。

打开支付宝APP"支付宝→城市服务→挂号就诊"。

目前仅有部分医院开发了相应APP。
第三方挂号 APP 及其微信公众号、**微医 APP** 及其微信公众号、**160 就医助手 APP** 及其微信公众号、**翼健康 APP** 及其微信公众号。
不同服务平台号源不一，可作不同尝试。

各医院门诊预约挂号人工服务台方式与一般现场挂号相似。
各医院门诊**挂号自助机**：需要注册或办理诊疗卡，兼具付款以及验单查询功能。
"**微导诊**"现场扫码预约。

需要复诊的患者可以现场让**医生预约**下一次就诊时间。

如何与医生高效沟通

在诊室里,与医生面对面交流时,你或许只有短短的几分钟时间。如何利用好这几分钟,完成与医生之间最有效的沟通,这很大程度,取决于你的准备。

医生的这些问题,你会准确应答吗

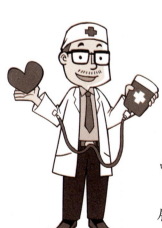

◆一般情况

年龄;

性别;

职业;

平时生活习惯;

家族健康情况。

◆发病情况

症状;

发作部位;

发作的时间、次数、持续多久;

发作前有无外伤、感冒、咽喉炎、中耳炎等;

既往是否有过类似发作,有无进展变化。

◆ **诊疗情况**

有无去其他地方看过；

有无做过相关检查,结果是什么；

有无做过相关治疗,效果如何；

是否服过药物。

◆ **其他疾病情况**

有无痛风、类风湿等病史；

有无高血压病、糖尿病、高血脂、肾病、胃肠疾病等病史,平时用什么药；

有无过敏史。

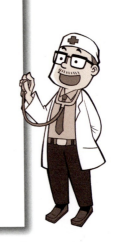

就诊前,准备好这些答案,最好列一张清单。并记下自己迫切想了解的问题。

回答医生这些问题时,最好简明扼要,并能反映病情的特点。

	有效陈述 √	无效陈述 ×
感受	膝关节疼痛、下蹲、上下楼梯痛等具体感受	感觉不舒服
部位	左膝、右膝具体部位	到处都不好
时间	1个星期、1个月等具体时间	很久了
诱因	扭伤后、走路时间过长	莫名其妙
处理	贴了(吃了)叫××的止痛膏(药)	诊所医生开的不知什么药

如果您实在不知应该怎么向医生说明病情,也不用太烦恼。有经验的医生会引导你讲述病情的。

PART 2 ▶
需要做的检查

医生的望诊、触诊

医生会观察患膝是否有红肿、扭伤、畸形等,并检查膝关节的疼痛部位、活动范围等。

实验室检查

进行血常规、C反应蛋白、血细胞沉降率等血液检查和关节液检查。

影像学检查

X射线是常规检查。
磁共振检查不常用。
超声检查是辅助。

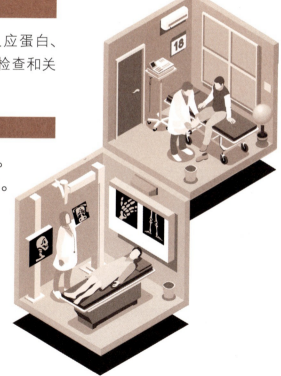

家庭医生 医学科普丛书

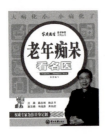

《老年痴呆看名医》

主编简介：

姚志彬，中山大学教授，博士研究生导师，广东省医学会会长。

陆正齐，中山大学附属第三医院神经内科主任，教授，博士研究生导师。

内容简介：

阿尔茨海默症是老年人痴呆的重要原因，它不是正常的老化，而是一种疾病！它不仅夺走患者的记忆，也可能让他们丧失思考、行为的能力，给家庭带来困境。本书将告诉您如何尽早发现老年痴呆的苗头，并积极处理；告诉您如何科学爱护大脑，让它更年轻。同时，也为有老年痴呆患者的家庭提供具体可行的日常照护指引。

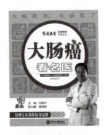

《大肠癌看名医》

主编简介：

汪建平，中山大学附属第六医院结直肠外科主任，中华医学会理事，广东省医学会副会长，广东省医师协会副会长。

内容简介：

大肠是健康的"晴雨表"，很容易随身体状况的变化而发生问题，而人们最易忽视细微的身体变化，如最常见的便秘和腹泻，这其中可能隐藏着重大疾病，比如逐年高发的大肠癌。本书最重要的目的，是要带给读者一个忠告：是时候关心一下您的肠道了。关注自己的肠道，会带来无比珍贵的健康。

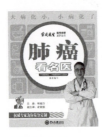

《肺癌看名医》

主编简介：

何建行，广州医科大学附属第一医院院长，胸外科教授，卫生部有突出贡献中青年专家，国务院政府特殊津贴专家，中央保健专家，中国十大口碑医生，广东省医学会胸外科学分会首届主任委员。

内容简介：

肺癌，一直高居我国癌症发病率的第一位。为什么会患上肺癌？早期怎么发现？该做哪些检查？如何选择治疗方案？……种种问题困扰着患者和家属。本书以通俗的语言、图文并茂的方式，全面介绍肺癌的病因、检查及治疗手段，为肺癌患者提供医、食、住、行全方位指引。

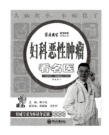

《妇科恶性肿瘤看名医》

主编简介：

李小毛，中山大学附属第三医院妇产科主任兼妇科主任，教授，博士研究生导师，妇产科学术带头人。

内容简介：

为什么会患上妇科恶性肿瘤？早期如何发现？做哪些检查能尽快、准确知晓病情？选哪种治疗方案？出院后，身体的不适如何改善？……本书以通俗的语言、图文结合的方式，介绍宫颈癌、子宫内膜癌、卵巢癌的病因、相关检查、治疗、高效就医途径等，为妇科恶性肿瘤患者提供医、食、住、行全方位指引。

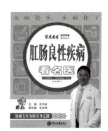

《肛肠良性疾病看名医》

主编简介：

任东林，主任医师，医学博士，外科学教授，博士研究生导师，中山大学附属第六医院运营总监，肛肠外科、中西医结合肛肠外科、盆地治疗专科主任，中国中西医结合学会大肠肛门病专业委员会主任委员，世界中医联合会肛肠专业委员会副主任委员。

内容简介：

我国肛门直肠良性疾病患者数以亿计。最常见的肛肠良性疾病包括痔、肛瘘、肛裂、肛周脓肿、肛周肿物、藏毛窦等等。肛肠为何会生病？如何防？如何治？本书以活泼的语言、生动的图示，为您介绍科学、准确的医学知识，力求切实为患者排忧解难。

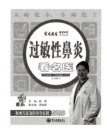

《过敏性鼻炎看名医》

主编简介：

赖荷，广州医科大学附属第二医院过敏反应科主任，主任医师，中华医学会变态反应学分会常务委员，中国医师协会变态反应医师分会常务委员，广东医学会变态反应学分会主任委员。

内容简介：

在21世纪，过敏成了一种"时代病"。其中，过敏性鼻炎在全球的发病率为10%~25%，有逐年增加趋势。有人认为，过敏性鼻炎不治也没什么大不了。事实上，有30%~40%的过敏性鼻炎会继续发展成为支气管哮喘。本书旨在普及过敏性鼻炎的医学常识，图文并茂，语言力求通俗易懂，为过敏性鼻炎患者提供医治、养护贴心指引。

家庭医生 医学科普丛书

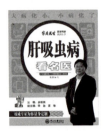

《肝吸虫病看名医》

主编简介：
余新炳，中山大学教授，博士研究生导师，国家医药监督管理局药物评审专家，广东省寄生虫学会理事长。

内容简介：
得了肝吸虫病该怎么办？需要做哪些检查？有没有遗传性？如何确定体内已无虫卵？怎样预防这种疾病？本书以简明、通俗的语言，向读者介绍肝吸虫病的致病原因、自检方法、治疗手段和预防措施等知识，同时，还提供一些高效就诊的小技巧，既突出阅读的趣味性，又兼顾知识的系统性和全面性，使读者可以轻松掌握肝吸虫病的基本知识。远离肝吸虫病，从这里开始吧！

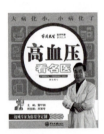

《高血压看名医》

主编简介：
董吁钢，中山大学附属第一医院心血管医学部主任，教授，博士研究生导师，广东省医学会心血管病分会高血压学组组长。

内容简介：
我国的血压控制率只有6.1%。高血压患者中约75%的人吃了降压药，血压还是没有达标。吃药为啥不管用？血压高点有啥可怕？为何要严格控制血压？顽固的高血压如何轻松降下来？防治高血压的并发症有何妙招？……以上种种疑问，在本书里都能找到您看得懂的答案。

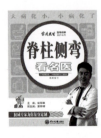

《脊柱侧弯看名医》

主编简介：
杨军林，中山大学附属第一医院脊柱侧弯中心主任，教授，广东省新苗脊柱侧弯预防中心主任，中华医学会骨科分会小儿骨科学组委员，中国康复医学会脊柱畸形委员会副主任委员。

内容简介：
什么是脊柱侧弯？如何自查脊柱侧弯？脊柱侧弯要怎么矫正？会不会耽误孩子的学习和发育？……本书以通俗的语言、图文并茂的方式，全面介绍了脊柱侧弯的成因、检查和诊治办法，为脊柱侧弯疾病患者提供了医、食、住、行全方位指引。

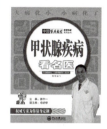

《甲状腺疾病看名医》

主编简介：

蒋宁一，中山大学孙逸仙纪念医院核医学科主任医师，教授，博士研究生导师，中华医学会核医学分会治疗学组组长。

内容简介：

当今生活压力大，节奏紧张，甲状腺疾病的发病率有上升趋势。常见的甲状腺疾病有哪些？甲状腺疾病该如何治？……本书以通俗易懂的语言、生动活泼的图片聚焦甲状腺疾病，向广大读者介绍甲状腺的生理功能及其常见病的防治知识。患者最关心、最常见、最具代表性的疑问都能从本书中得到解答。

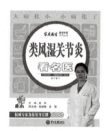

《类风湿关节炎看名医》

主编简介：

戴冽，中山大学孙逸仙纪念医院风湿免疫科主任，教授，博士研究生导师，广东省医学会风湿病学学会副主任委员。

内容简介：

"活着的癌症，不死的僵尸"，是人们对风湿免疫性疾病的常见形容，类风湿性关节炎则是这类病的典型代表之一。好端端的，为什么就招惹了这个病？早期，如何发现该病的蛛丝马迹？就医时，怎么才能找对门路，少绕弯子？治疗时，怎样遵医嘱，科学用药？衣食住行中，如何全面呵护自己，改善病情……以上种种问题的答案，都以晓畅的语言、生动的配图，尽情呈现在本书中。

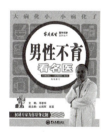

《男性不育看名医》

主编简介：

邓春华，中山大学附属第一医院泌尿外科教授，博士研究生导师，中华医学会男科学分会候任主任委员。

内容简介：

二孩政策全面放开，孕育话题再次被引爆。然而，大量不育男性却深陷痛苦之中。不育男性如何通过生活方式的调整走出困境？医生如何借助"药丸子""捉精子""动刀子"等手段，让患者"绝处逢生"？患者与男科医生之间如何高效沟通？……本书语言通俗易懂，不失为男性不育患者走出困境的一份贴心指引。

家庭医生 医学科普丛书

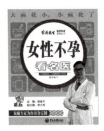

《女性不孕看名医》

主编简介：
张建平，中山大学孙逸仙纪念医院妇产科教授，博士研究生导师，学术带头人，中华妇产科学会妊娠期高血压疾病学组副组长。

内容简介：
不孕不育，一种特殊的健康缺陷。不孕女性需要做哪些相关检查和治疗？如何通过生活方式的调整走出困境？女性不孕患者的诊治有怎样的流程？试管婴儿能解决所有的问题吗？……本书以通俗易懂的语言，全面介绍了女性不孕的病因、相关检查、治疗手段及高效就医途径，不失为女性不孕患者走出困境的一份贴心指引。

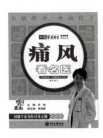

《痛风看名医》

主编简介：
张晓，广东省人民医院风湿科行政主任，中国医师协会风湿免疫科医师分会副会长，广东省医师协会风湿免疫分会主任委员，广东省医学会风湿免疫分会副主任委员。

内容简介：
得了痛风，便再也摆脱不了随时发作的剧痛？再也离不开药罐子的生活？再也无缘天下美味，只能索然无味地过日子？……专家将带您关于痛风这个古老疾病的全新认识：尿酸是可以降的，痛是不需要忍的，而美食同样是不可辜负的。本书以图文并茂的方式，给痛风及高尿酸血症患者提供了医、食、住、行的全方位指引。

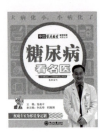

《糖尿病看名医》

主编简介：
翁建平，中山大学附属第三医院教授，博士研究生导师，内分泌科首席专家，现任中华医学会糖尿病学分会主任委员。

内容简介：
怎样知道自己是否属于糖尿病高危人群？患了糖尿病，如何通过饮食方式的调整、行为方式的改变以及药物治疗来稳定血糖？如何有效地与医生沟通？……本书以通俗易懂的语言、图文并茂的方式，全面介绍糖尿病的病因、相关检查、治疗手段及高效就医途径，给糖尿病患者提供了医、食、住、行的全方位指引。

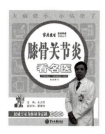

主编简介：
史占军，南方医科大学南方医院关节与骨病外科主任，教授，主任医师，博士研究生导师，广东省医学会关节外科学会主任委员。

内容简介：
中老年膝关节疼痛占了骨科门诊的二分之一，主要原因就是膝骨关节炎。生活中怎么才能养护膝骨关节，延缓其退化？跑步、爬山如何不伤膝？得了膝骨关节炎如何选择合适的运动方式？疼痛如何避免？……本书以通俗易懂的语言，图文并茂的方式，为膝骨关节炎患者提供了医、食、住、行的全方位指引。

《膝骨关节炎看名医》

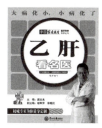

主编简介：
高志良，中山大学附属第三医院肝病医院副院长，感染性疾病科主任，教授，博士研究生导师，广东省医学会感染病学分会主任委员。

内容简介：
本书由著名肝病专家高志良教授主编，聚焦乙肝话题，进行深度剖析：和乙肝病毒感染者进餐会传染乙肝吗？肝功能正常需不需要治疗？乙肝患者终生不能停药吗？乙肝妈妈如何生下健康宝宝？患者与医生之间如何高效沟通？……想知道答案吗？请看本书！

《乙肝看名医》

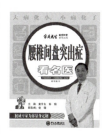

主编简介：
黄东生，中山大学孙逸仙纪念医院脊柱外科教授，主任医师，博士研究生导师，广东省医学会脊柱外科学分会前任主任委员，中国医师协会骨科医师分会脊柱畸形委员会委员，国际内固定学会AO脊柱培训中心主任。

内容简介：
腰痛缠身，是否意味着患上了腰椎间盘突出症？腰椎间盘突出症患者，如何治疗、保健、聪明就医？本书以通俗易懂的语言、图文并茂的方式，介绍腰椎间盘突出症的症状、病因、治疗、日常保健及高效就医知识，为腰椎间盘突出症患者提供了医、食、住、行的全方位指引。

《腰椎间盘突出症看名医》

家庭医生 医学科普丛书

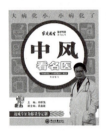

《中风看名医》

主编简介：

胡学强，中山大学附属第三医院神经病学科前主任，教授，博士研究生导师，广东省中西医结合学会脑心同治专业委员会主任委员。

内容简介：

中风又称脑卒中。中风先兆如何识别？中风或疑似中风，要做哪些相关检查和治疗？中风救治一刻千金，其诊治的标准流程是怎样的？如何调整生活方式，防患于未然？……本书以通俗易懂的语言，全面介绍了中风的病因、相关检查、治疗手段及高效就医途径，为中风患者提供了医、食、住、行全方位指引。

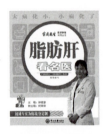

《脂肪肝看名医》

主编简介：

钟碧慧，中山大学附属第一医院感染科主任，教授，博士研究生导师，广东省医学会肝脏病学分会脂肪肝学组副组长。

内容简介：

随着饮食结构和生活习惯的改变，脂肪肝已成为我国第一大慢性肝病。怎样知道自己是否有脂肪肝？脂肪肝有哪些危害？患了脂肪肝，怎么办？是否再也离不开药罐子的生活？能彻底治愈吗？……专家将为您揭开脂肪肝的来龙去脉，介绍脂肪肝的病因、相关检查和治疗手段。书中内容科学、语言通俗、图文并茂，让您在轻松阅读之余，掌握脂肪肝的防治之道。

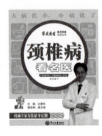

《颈椎病看名医》

主编简介：

王楚怀，中山大学附属第一医院康复科教授，博士研究生导师，中国康复医学会颈椎病专业委员会副主任委员。

内容简介：

颈椎病是日常生活中的常见病、多发病。其类型多样，表现百变。颈椎长骨刺＝颈椎病？得了颈椎病，最终都会瘫？反复落枕是何因？颈椎病为何易复发？颈椎病，如何选枕头？"米"字操真的有用吗？……本书以通俗易懂的语言、图文并茂的形式，深入浅出地介绍了颈椎病的来龙去脉，让读者在轻松阅读之余，学会颈椎病的防治之法。